眼に効く栄養学

眼のはたらきと病気を知る

水野有武　著

米田出版

まえがき

ゲゲゲの鬼太郎のおとうさんは目玉おやじです。作者の水木しげるは日本の民話や伝説をもとに妖怪物語を描いています。日本の昔話には目玉を扱ったものが少なくありません。その中に飢餓のとき子供が母親の目玉を舐めて生き延びるというのが各地に残されています。目玉には生命を維持する力があると信じられていたのです。

一枚の古いレコードセットの表紙の写真の小さい子供の目が印象的です。飢餓に苦しんでいるバングラデシュの子供の写真です。

「バングラデシュ」は元ビートルズのジョージ・ハリスンが中心に編集したレコード集です。表紙の飢餓の子供の目が印象的です。目は落ち込んでいるにもかかわらず、目玉はかえってギョロギョロしています。もちろん、体はガリガリに痩せています。大きく見えるのは頭と目玉、そしておなかです。おなかは栄養失調のため腹水がたまって膨らんでいます。

目玉と頭の中の脳みそは、いくらおなかを空かして、飢餓という状態になっても、痩せてはきません。飢えるたびに痩せていたら回復したときに大変なことになってしまうので、最後まで保護されているのです。飢餓から回復したとき、飢餓のため眼や脳が痩せて痛んでしまっていたら大変です。眼や脳には飢餓になっても最後まで保護される栄養学的な仕組があるのです。

眼と脳の活動は活発です。たえず頭を使っていますから脳ははたらいています。また、その脳と連動して眼もたえずはたらいています。見る、視る、観る、看る、診ると、たえず、起きているときは眼を使っています。じつは眼を使っていないと思われている、寝ているときも眼は使われています。レム睡眠のときは目玉はキョロキョロ動き、目覚めているときよりも活発です。そのレム睡眠のときには夢を見ていることが多いのです。夢は視覚の生理機構の中で、まさに見ることを具現したものなのです。

眼と脳が活発に活動するためには複雑な構造組織が必要です。そして、それらを支える栄養学的な仕組も必要になってきます。

栄養のことを考えると目玉は最終消費者ということになります。ひとは通常、毎日三度の食事をして栄養を補給します。消化、吸収して多くの栄養は血液にその輸送を委ねます。その先の臓器、器官、組織、そして細胞にそれらの栄養素を送り込みます。そして細胞が中心となって栄養素を代謝しエネルギーを得て、必要な物質をつくり、また分解し、不要になったものは排泄します。この一連の流れを追い、研究するのが栄養学です。ですから、栄養学の対象は身体全体の栄養の流れが中心です。消化、吸収して大部分の栄養素はまず、門脈という消化管から肝臓への血管系に流されます。一度、肝臓を通った栄養素は肝静脈へ流され、全身へと運ばれていくのです。それゆえ栄養学では肝臓による代謝が主流となります。そしてそれらの栄養素を運ぶ血液自身と栄養素を利用する大きな臓器や組織のことが問題視されます。筋肉や脳を含めた神経組織、消化管や腎臓、心臓と脈管系、脂肪組織などです。

でも、目玉のような小さな臓器ではどうなっているか、いままでの栄養学では答えてくれません。それに答えるためには小さいゆえの血管の分布具合や血管以外の栄養供給システムなどを考慮しなければなりません。小さいけれども器官や組織のそれぞれの機能を発揮させるためのメカニズムも対象になります。それらシステムやメカニズムの不具合から眼の病気もおきてきます。

この本では、眼の普通の生理的な栄養の供給と利用、消費そして代謝したものの排出やリサイクルについて述べます。それらの不具合によっておきる病気についても述べることにしましょう。

水野有武

二〇〇五年十二月

目次

第一章　目玉は最終消費者

第一節　目玉の大きさは

人間の目玉の大きさはどれくらいかわかりますか。目玉の横の直径は五百円玉、十円玉、百円玉、一円玉のどれでしょうと質問すると、多くのひとは五百円と答えます。

正解は十円玉です。意外に小さいと思われますが、十円玉の大きさの目玉が眼窩（目玉の入る頭蓋骨のソケット）に入っているのです。人間の目玉は平均で直径二三ミリで、十円玉も二三ミリです。眼球の前後の長さは横の径より少し長く平均二四ミリほどです。しかし、前後径は強い近視のひとはより長くなり、強い遠視のひとはより短くなります。

そのわずか二三ミリの中はまるで小宇宙のようです。光を感じて受容する、目玉の底に張り付くようにある網膜を中心に、その網膜を栄養的に支える脈絡膜、眼球の外側の眼球壁となる白い強膜、光を網膜に導く最も外側にある透明な角膜、光を集光し網膜にピントを合わせる水晶体、その水晶体を釣り支える毛様体、眼球の中にゲル状に詰っている同じく透明な硝子体、網膜からの神経線維を集めて眼球の外へでて脳につながる視神経などよりなります（図1・1）。

眼は脳がとびだしてきたもので脳の一部だといわれています。このことは正確にいうと部分的に正しいのです。脳の一部といえるのは眼の中で網膜と視神経です。視神経には脳全体を覆う脳脊髄膜、すなわち硬膜とクモ膜、軟膜がはりだし、視神経を覆いながら眼球のところまできています。

そして網膜は脳と同じように網膜の神経細胞どうしネットワークを形成しています。それら神経細胞同士の情報を伝え合う神経伝達物質は脳と同じようにたくさんあり、脳にある神経伝達物質はすべて網膜に存在します。網膜特有の神経伝達物質はないと考えられています。網膜は生化学的や免疫学的性格が中枢神経系の脳のものにきわめて似ています。視神経の神経線維の鞘（ミエリン鞘）は中枢神経にあるものと同じです。いわゆる末梢神経にあるミエリン鞘は生化学的や免疫学的に性格が違うことが知られています。

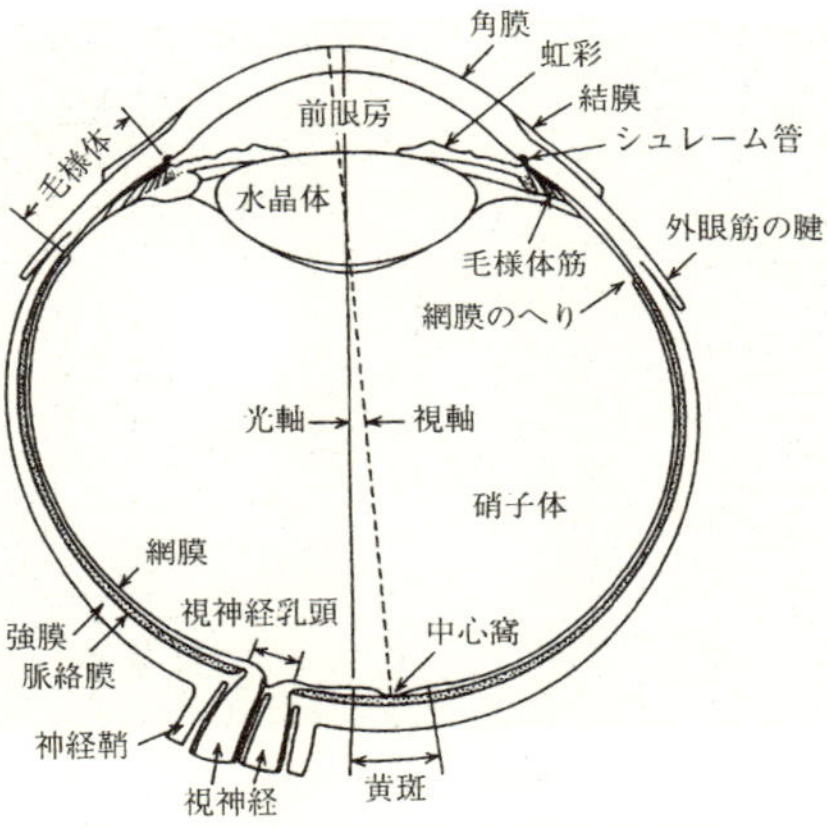

図 1.1　眼球の断面図。眼球の水平断面図で眼球の中心を通る光軸とものを見る中心、中心窩を結ぶ視軸とは少しのずれがあります。

眼の特徴のひとつとして主な眼の血管は、頭蓋内の脳にいく内頸動脈から枝分かれした眼動脈です。眼はこの眼動脈から主に栄養を受けています。この眼動脈がさらに枝分かれして網膜中心動脈となります。いわゆる眼底の血管です。瞳孔から検眼鏡で眼底をのぞくと、この血管、網膜中心動脈と静脈が、そのままの、裸のままで透けた状態で観察できます（図１・２）。もちろんこの血管達は眼底の狭い部分のものですから、細い血管から毛細血管が見えます。これらを観察することで全身性の病気である高血圧や

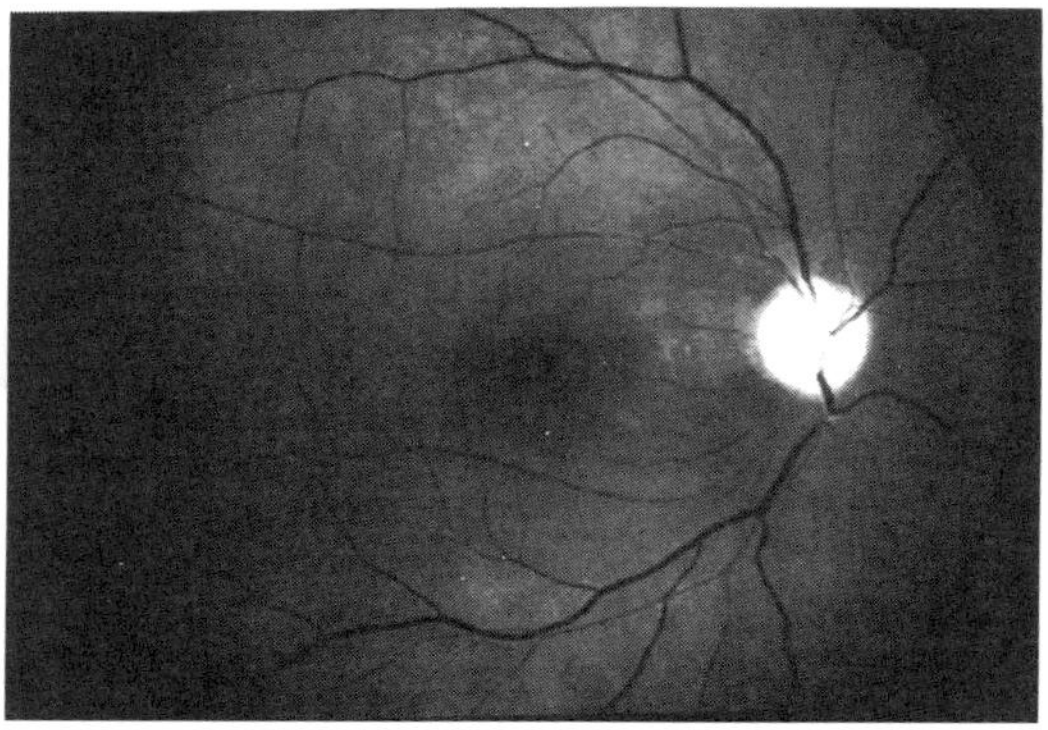

図 1.2　眼底写真。ひとの瞳孔より観察した、いわゆる眼底写真。中央部が黄斑、右側の白い部分が視神経乳頭。その視神経乳頭から動脈（灰色に見える）と静脈（より黒く見える）が四方に伸びているのが見えます。

糖尿病、動脈硬化などの状態を直接知ることができます。このため内科などから眼科に眼底検査をするため患者さんを紹介してきます。

裸の血管が観察できるところは身体でもうひとつあります。いわゆる白目といわれるところの結膜と強膜の血管です。結膜の血の流れは比較的ルーズなので、生体顕微鏡でのぞくと赤血球が流れているのが見えます。よく、映画やビデオで腹膜の血管を使って血液が流れているところを写している映像がありますが、おなかを開けないと見えません。なにもしないで、裸の血の流れが見えるのは結膜の血管だけです。

眼球の外側には眼球を支えるいろいろな組織があります。目玉を動かすための六本の細い筋肉が、図1・3のようについています。眼窩といわれる頭蓋骨の前方、目玉の入るソケットには眼窩脂肪組織が詰まっており、眼球を支えるとともに、外眼筋の動きによりキョロキョロと動かせるようにできています。上を向いて歩こうというときは二つの目を上に向かせます。そして下を向くとき、右や左を向くときも一緒に目玉は同じ方向を向きます。「あっち向いてほい」といって遊ぶとき、どの方向にも両目は同じ方向に向きます。

逆の方向に動かすときもあります。近くを見るときは二つの目玉はおたがいに内側に動きます。輻輳といいます。目玉はおたがいの方向、内側に逆方向に動くのです。いわゆる寄り目です。近くを見てから遠くを見るとき目玉はそれぞれ外側へと動きます。これを開散といいます。外側に逆方向に動きます。輻輳と開散は内側に向けるのと、外側に向ける動きで逆の動きですが、脳幹というところにあるそれぞれの中枢核でそれらの動きはコントロールされています。両眼を同じ方向に動かすときも逆に動かすときも、片目に六本ずつ計一二本の外眼筋を、脳幹にあるそれぞれの外眼筋の中枢核がうまくコントロールしています。このコントロールがうまくいかなくなると、ものが二重に見えてしまう複視ということになります。

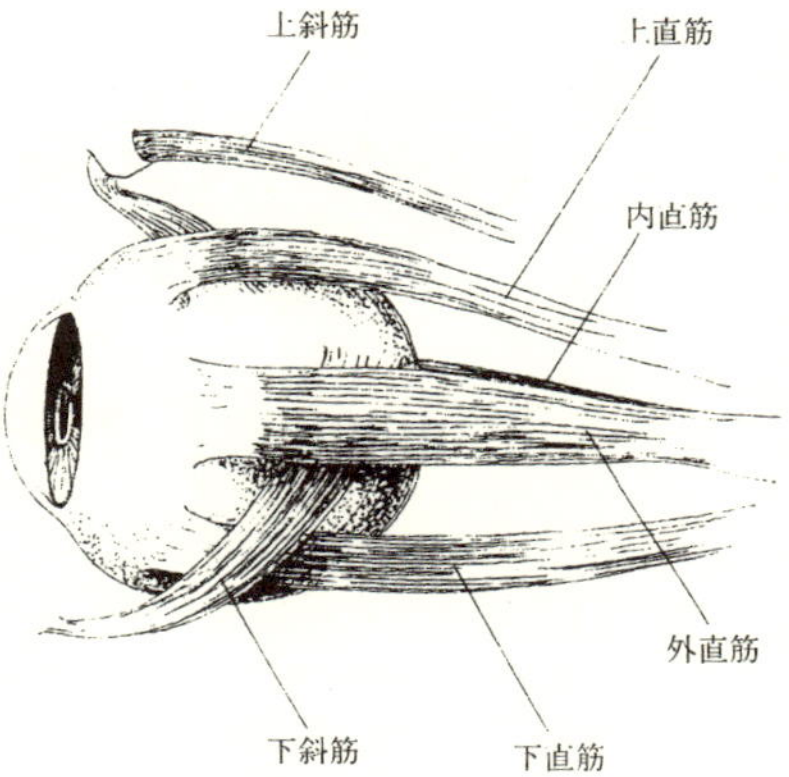

図 1.3　外眼筋。外眼筋は図のように **6** 本眼球に付着していて眼球を上下内外と回旋の複雑な動きができます。図では、内直筋が眼球と外直筋の陰に隠れて見えにくくなっています。

目玉の前方には眼瞼といわれる上下のまぶたがあります。まぶたの内側には薄い結膜が張り付いており、その結膜は反転して眼球の表面につながります。結膜と眼球の間にはもう一枚テノン膜というほとんど透明な薄い膜があります。

上眼瞼の外よりの内側に涙腺といわれる涙を分泌する腺組織があります。涙をだします。涙は目の上外方から目玉の表面を濡らし、角膜表面を保護しながら眼瞼の内側の上下にある涙点という小さい穴から涙嚢を通り鼻に抜けます（図１・４）。

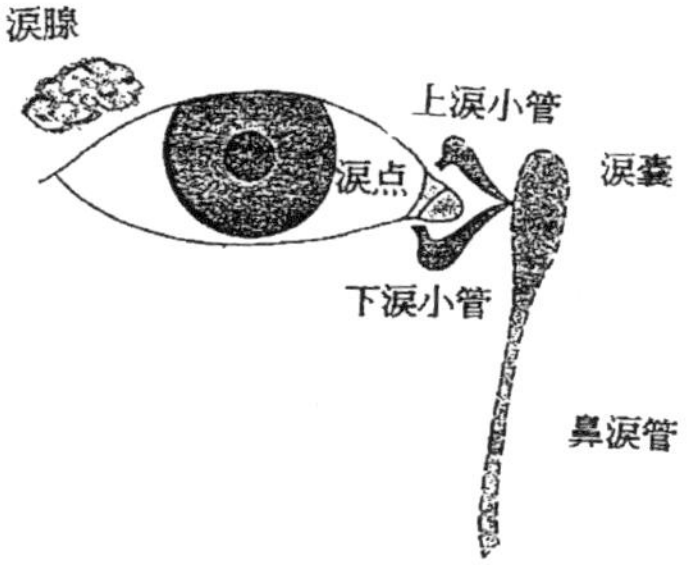

図 1.4　涙腺と涙が鼻へと流れる道。上眼瞼の外側の皮下に涙を産生する涙腺があります。涙腺からでた涙は眼球の表面の結膜と角膜を濡らしながら、涙点という上下眼瞼内側にある小さな穴から涙小管、涙嚢をへて鼻腔へと流れます。まばたきで生じる涙小管のポンプ作用により効率よく涙を吸入して、涙嚢に送ります。

実は、角膜の表面の角膜上皮は細胞を五つかさねた層よりなりますが、この上皮細胞は涙から酸素を得ています。涙は角膜と結膜を覆っています。角膜と結膜はたえず涙膜というしゃぼん玉の膜のような薄い膜に覆われることで濡れていることにより保護されています。その涙からは水に溶けた酸素が角膜上皮に供給されています。このことはコンタクトレンズを考えるときに大事なことです。このように角膜がたえず濡れた状態になっているのは、人を含めた哺乳動物の先祖が水の中で生活していたなごりだといわれています。

角膜上皮のエネルギーのもとのブドウ糖は、涙からでなく内側から供給されます。房水の中から、角膜の実質を通してブドウ糖は角膜上皮まで運ばれます。房水は毛様体から動脈血が漉されて産生されます。当然、完全に透明です。房水が産生されるには炭酸脱水酵素とナトリウム-カリウム依存

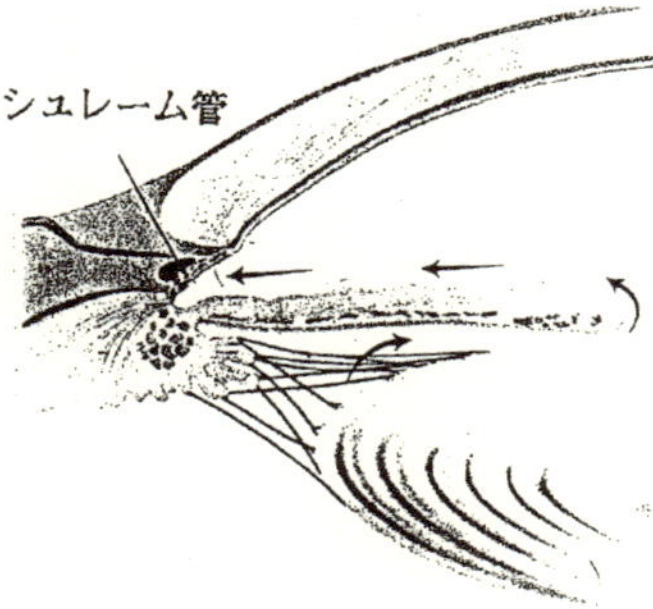

図 1.5　眼球の前方に位置する眼房に流れる房水。毛様体から産生された房水は後房から瞳孔を通って前房に流れ、隅角からシュレーム管に排出され、静脈へと循環していきます。

性ＡＴＰアーゼという酵素達が関与します。漉された房水は後房から前房へと流れていきます。そして九〇％がシュレーム管という隅角の全周にある細い管に流れ込みます。そこから静脈に還ります。一〇％は隅角から脈絡膜のほうに流れて排出されます。角膜や水晶体、そして虹彩の表面の一部はこの房水から栄養供給されています（図１・５）。

第二節　眼に栄養

栄養という言葉がでてきましたが、栄養とはいかなることでしょう。まず、生きている身体があります。なにもしないでも、身体を維持するためにエネルギーがいります。身体を動かそうものなら、そのためのエネルギーがもっといります。身体を維持したり、動かすためのエネルギーは食物から得られます。食物は主に糖、それに脂質とタンパク質よりなりたっています。糖の代表がブドウ糖です。これら糖、タンパク質と脂質を三大栄養素といいます。

糖の代表であるブドウ糖は分解される過程でエネルギーをだします。このエネルギーは直接使われるのでなく、高エネルギー物質といわれるＡＴＰ（アデノシン三リン酸）に蓄えられます。生体はこのＡＴＰのエネルギーをいろいろな反応に利用することで機能を発揮していきます。筋肉を動かしたり、イオンの濃度差を細胞内外につくって神経情報の伝達に利用したり、タンパク質や核酸など生体に必要な物質を合成するのに利用されます。ＡＴＰはエネルギーを蓄える物質ですが、貯蔵庫に貯蔵されているような存在でなく、ちょうど通貨のようにあらゆるところで使われる存在と考えたほうがよいでしょう。

二〇〇四年度のノーベル化学賞はユビキチンというタンパク質が介在するタンパク質分解酵素を発見した三人の科学者に贈られましたが、このタンパク質分解酵素はいらなくなった特定のタンパク質を順序よく処理するもので、この酵素がはたらくためにもＡＴＰのエネルギーが使われます。不必要になった物質の処理にもエネルギーが必要なのは、人間社会の不要物の分別処理に多大のエネルギーが必要なのと似ています。

エアロビクス（有酸素）運動というのがありますが、酸素をうまく取り入れながらエネルギーを有効につくりだすことができます。ブドウ糖を分解するとき酸素を使わないですると、ひとつのブドウ糖から二つのＡＴＰができます。酸素と一緒にうまく燃やすと、三六個ものＡＴＰができてきます。能率は一八倍です。この酸素とブドウ糖をうまく燃やしてＡＴＰをたくさん生み出す場として、細胞の中にある小器官のミトコンドリアがあります。酸素を多く必要とする細胞にはミトコンドリアがたくさんあります（図1・6）。

酸素がどこからくるかは皆様おわかりのように、肺からの呼吸により取り込まれ、赤血球の中のヘモグロビンという酸素運搬タンパク質に結合して各々の組織、細胞に運ばれます。ごく一部、涙に溶けた酸素が角膜の上皮細胞で利用されるという例外もあります。

肺から取り込まれた酸素は赤血球の中にあるヘモグロビンに結合して血流を通して運ばれます。最終消費者である組織、細胞には毛細血管から取り込まれます。そして細胞で有酸素の分解系でエネルギーを産生して、ＡＴＰに蓄えられます。

肺で外気から血球に酸素を取り込むことを外呼吸といいます。毛細血管から細胞に酸素を取り込むことを内呼吸といいます。

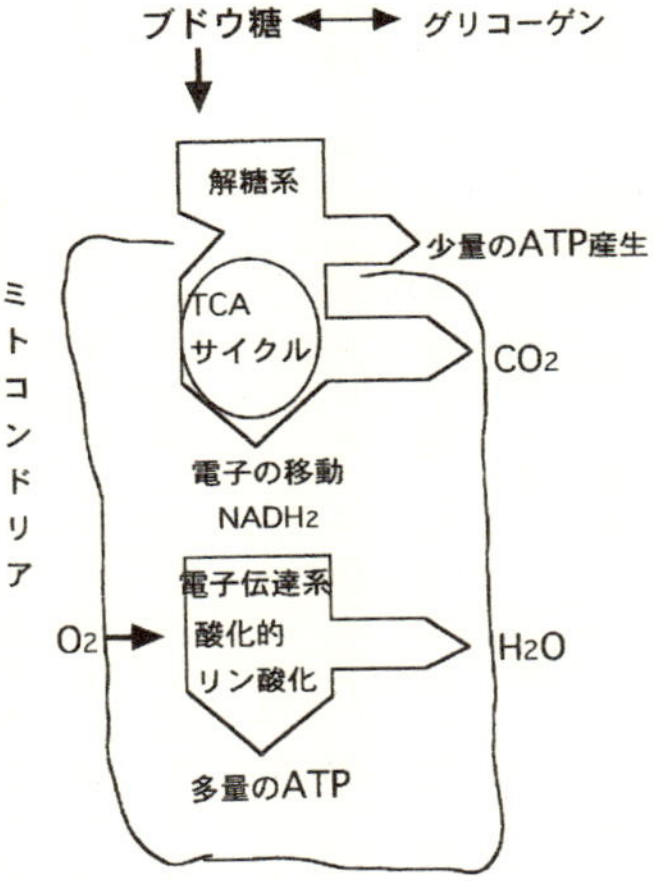

図1.6　ブドウ糖からATP産生。エネルギーのもとブドウ糖からエネルギーの通貨ATPの産生される経路。解糖系は酸素が使われない経路で、TCA回路と電子伝達系、酸化的リン酸化の過程で酸素が燃やされるのです。

細胞の中には酸素を多く必要としているものと酸素をあまり必要としていないものがあります。筋肉細胞や神経細胞は非常に多くの酸素を必要とします。光を感じる網膜の視細胞はこの神経細胞です。酸素を多く必要とする細胞は活発に活動するものです。眼球では網膜やピントを合わせるための毛様筋、房水産生の毛様体、虹彩の筋肉などが酸素を多く必要としています。目玉の外では目玉を動かす一二本の外眼筋、まぶたを動かす筋肉、眼球から脳につながる視神経などが酸素を多く必要とします。活発に活動する組織や臓器は酸素をうまく送り込むため血管に富んでいます。骨格筋といわれる運動のための筋肉もそうです。マラソンではたえずエアロビックな有酸素状態で筋肉を動かします。血管からたえず酸素とブドウ糖が供給されます。無酸素状態がちょっとの短時間でも続くとオーバーワークとなりバテてしまいます。

眼の細胞でも酸素をあまり必要でないのは水晶体や角膜実質、強膜です。これらの組織は酸素をほとんど必要としていません。その活動が活発でないからです。

酸素はエネルギーを得る上で非常に大事な役割をしますが、その反応性が強いため活性酸素となり、ほかの物質を酸化してフリーラジカルともいわれる過酸化物をつくりだします。その活性酸素や過酸化物は生体にとって有害なことが多く、動脈硬化など老化を促進したり、炎症を引き起こしたりします。場合によってはがんの発生に関与します。

酸素と代表的なエネルギー源のブドウ糖は燃えて最終的に水 H_2O と炭酸ガス CO_2 になります。内燃機関のように酸素と燃料を直接燃やすのでなく、何段階もへて能率よく燃やしながら化学エネルギーへと変換していきます。そのとき酵素反応を利用しながら最終的には細胞内の小器官ミトコンドリアの電子伝達系に導きます。そしてエネルギーの通貨というべきＡＴＰに、酸化的リン酸化という過程をへて、エネルギーを蓄えます。酵素反応の途中で炭酸ガスを放出しますし。エネルギーは水素のかたちで電子伝達系に導かれそこで酸素と反応し水が生じます。最終産物が水と炭酸ガスになります。電子伝達系と酸化的リン酸化は同時にカップルして動きます（図1・6）。

この生体にとって必要なエネルギーを得るため生体は能率のよい有酸素のブドウ糖代謝を活用します。しかし酸素を利用することは、逆に有害な活性酸素を生じさせます。フリーラジカルといって活性の高いものです。物質は電子のやり取りをします。電子をうばわれるものは酸化されます。酸化されたものは過酸化物といわれるものになります。

生体は酸化されるばかりではありません。活性酸素やフリーラジカルを除去して取り除く仕組があります。スカベンジャーシステムです。これには種々のいわゆる生体還元物質が関与します。スカベンジャーとは生体還元物質が動員され、過酸化物を除去するシステムです。ビタミンC、グルタチオン、ビタミンEなどの還元物質が動員されます。生体還元物質自体は活性酸素やフリーラジカルにより酸化されますが、過酸化物は還元され、害のない普通の物質にもどります。ビタミンB_2の化合物FAD（フラビンアデニンジヌクレオチド）や同じくビタミンのニコチン酸の化合物、NADH、NADPHは還元物質ですが、生体の酸化還元酵素の補酵素としてはたらきます。前述の酸素とブドウ糖をうまく燃やしていく電子伝達系の補酵素にもなります。

過酸化物ができると生体にとってなぜ具合が悪いかというと、タンパク質は通常のものでなくなり、いわゆる変性タンパク質に変化していきます。この変性タンパク質はタンパク質分解酵素で処理されますが、処理しきれないものに変化してしまうと、そこの細胞や組織に沈着していきます。

脂質も過酸化脂質となります。多くは酵素などで処理されますが、処理されない変性脂質ができると細胞や組織に沈着してしまいます。変性タンパク質や変性脂質は動脈硬化や白内障の原因になったり、網膜の軟性ドルーゼのように加齢性黄斑変性の引き金になったりします。

この生体還元物質を助けるために食物から、またはサプリメントから抗酸化物質として知られる多くのものが摂取され、それ相応の役割をしています。

酸素は生体のエネルギー代謝を能率的に動かすのに必要不可欠ですが、過酸化物を多くつくってしまう原因にもなります。この酸素が悪さをしてしまうもののひとつに、未熟児網膜症があります。低体重で生まれてきた、早産未熟児の生命維持をはかるためインキュベータで体温と湿度を保ちますが、そのインキュベータ内の酸素濃度を十分にしないといけません。しかし、酸素の濃度が高すぎると、いわゆる未熟児網膜症を引き起こすことがあり、失明にいたります。三五週以前で生まれてきた未熟児の網膜は十分に発育していません。そのため高濃度の酸素にさらされると発達途上の網膜末端の血管が収縮してしまい、それを補うために新生血管が延びてきて、網膜が異常に増殖してしまいます。高濃度ではありますが、酸素による生体への異常作用の一例です。

第二章　目玉はなにでできているのでしょう

目玉を解剖してみましょう。大きく、そして細かく分子レベルまで。

第一節　目玉の外側

目玉とそれを取り巻く組織や細胞は人間の身体の一部ですから、ほかの身体と同じような成分からできています。タンパク質、脂質、糖質が主なものとなります。

一番多い成分は水です。目玉の中でボリュームの一番大きい硝子体にいたっては九九％水分です。房水も大部分水です。その水の中に電解質とブドウ糖、ごく少量のタンパク質や脂質などが溶けています。

眼に関係する部分の外側から見ると、眼窩といわれる目玉の入るソケットですが骨からできています。骨はリン酸とカルシウムの結合したヒドロキシアパタイトとタンパク質であるコラーゲンが主成分です。この眼窩骨はもちろん頭蓋骨の一部です。

このソケットの中身は目玉そのものと、それを取り巻く脂肪組織です。この脂肪組織は主に中性脂肪よりなります。中性脂肪は三単糖のグリセリンに三つの脂肪酸がエステル結合したものです。酸も塩基ももっていないので中性となります。甲状腺機能亢進症（バセドウ病）のとき、この脂肪組織が増殖して目玉がとびだす眼球突出という症状をおこすことがあります。過剰な甲状腺ホルモンに反応して増殖してしまうのです。

逆に、飢餓の子供や糖尿病の重症者では、この脂肪は分解、動員されβ-酸化という経路で燃やされて使われてしまいます。そして目は落ち込んでいかにもあわれな風情となってしまいます。

顔のほうを見てみると、眉毛やまつ毛が目につきます。これら毛は髪の毛と同じで、ケラチンというタンパク質が主成分です。黒く色がついているのはメラニン色素によるものです。メラニンが少なくなるかなくなると、これらの眉毛とまつ毛もしらがになります。これら眉毛とまつ毛の特徴は一定の長さになると抜け落ちることです。そして再び同じところに同じように生えてきます。また眉毛、まつ毛はいつも同じ長さに保たれています。そこが髪の毛と違うところです。

毛髪は皮膚に生えています。眼の周りも皮膚に覆われています。眼瞼とその周囲の皮膚は身体を覆う普通の皮膚と同じです。一番の表面には角質とよばれる二〇ミクロンほどの厚さの膜がります。この角層はその下にある表皮細胞がその細胞内の構造を失い角質化して角層となります。この角層は空気のような小さい分子は通しますが、水のような比較的大きな分子は通しにくい性質をもっています。もちろん細菌やウイルスなど大きなものは通しません。角層は表面がすぐに剥がれて垢として去り行く運命にあります。表皮層の細胞が常に増殖しているからです。そして細胞内の構造が失われ、角質へと変わっていきます。外部要因としてたえず掻かれたり、こすられたりして剥がれることになってます。角質は外からの細菌やウイルスの攻撃の最初のバリアーです。さらに大きな分子は通しません。表皮には保湿成分といわれる物質が多く存在していますが、そこで保たれた水分は角質を通りにくく、角質は皮膚を湿潤に保つためにも重要な役割をしています。

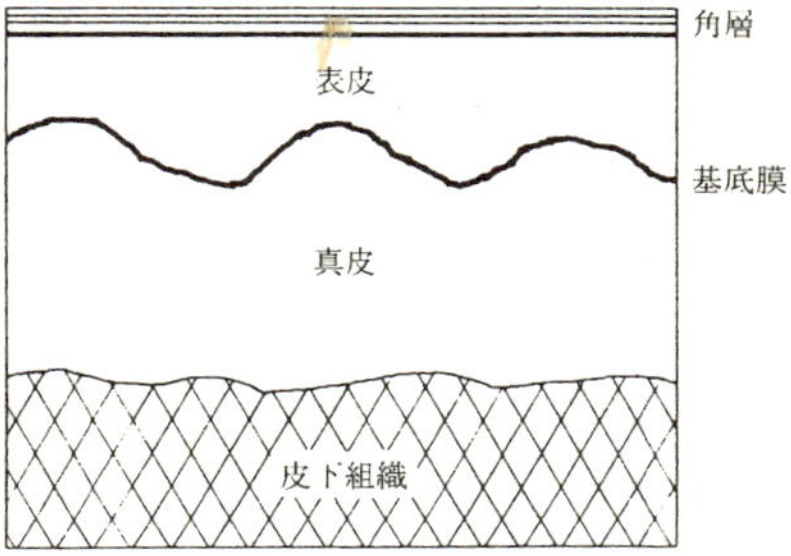

図 2.1 皮膚の構造。最外層は角質のある角層、そして表皮、真皮となり、その下が皮下組織です。

図2・1に皮膚の構造を示します。表皮の下に真皮といわれる細胞群の層があります。その間に皮膚基底膜という非常に薄い膜があります。表皮細胞は三から八層の細胞群からなります。その中に樹枝状細胞というのがあり、表皮細胞層の一番下でメラニン色素をもつ細胞として存在します。メラニン色素は茶色から黒色をしており、フィルターの役目をして皮膚を紫外線から守る役目をしています。日焼けして黒くなるのはこのメラニン色素が増えるからです。表皮細胞はケラチノサイトともいわれるくらい、皮膚として特有なケラチンタンパク質に富みます。

表皮細胞の下には基底膜というコラーゲンが主の薄い膜があります。その下に真皮といわれる層があります。さらに、その下に皮下脂肪層があります。

基底膜はコラーゲンとムコ多糖類よりできたきわめて薄い膜ですが、重要な役割があるものです。その役割とはバリアーとなることです。基底膜は種類の違う細胞でできた組織と組織の間に存在します。皮膚の場合、表皮細胞と真皮細胞です。眼球の中で基底膜はいろいろなところに見られます。角膜上皮細胞層と角膜実質をへだてるボウマン膜といわれる基底膜、角膜実質と角膜内皮をへだてるデスメ膜といわれる基底膜、水晶体の外側にあって水晶体と房水や硝子体とをへだてる水晶体嚢といわれる基底膜、眼底で脈絡膜と網膜色素上皮をへだてるブルック膜といわれる基底膜、そして細小血管の内皮細胞と血管外組織とをへだてる基底膜などです。この基底膜はそのへだてる細胞や組織の双方のバリアーとなっています。

表皮細胞と基底膜でへだてられる真皮は皮膚そのものといっていいくらいで、表皮細胞と性質ががらりと変わって、コラーゲンの固まりといっていいほどコラーゲンタンパク質に富んでいます。靴やハンドバックは動物の皮ですが、あの丈夫さはコラーゲンのたまものです。硬くそして軟らかさもそなえもっています。ひとの皮膚は牛や豚ほど厚く硬くはありませんが、丈夫さはかなりのものです。真皮にはもうひとつ特徴的なタンパク質があります。エラスチンといわれ柔軟性をもたらします。

眼の周り、まぶたの皮膚はまぶたをしょっちゅう閉じたり開けたりする必要からかなり柔軟にできています。皮下組織も柔軟で少しルーズにできているので、皮下出血のとき広がりやすくなっています。ちょっと皮下出血しても、眼の周りに広がって隈になりやすくなっています。また、まぶたは皮下に水がたまるむくみやすい場所でもあります。栄養失調や腎臓病などで血中のタンパク質が少なくなるとむくみがおきますが、まずまぶたが腫れてくることが多いです。その場合、両まぶたが同じように腫れてきます。蕁麻疹のようなアレルギー反応のときもまぶたは腫れやすい部位です。両方のときも片方が腫れるときもあります。機械的刺激でも腫れやすい部位です。ぶつけたときもそうですが、多いのはかゆいからといって目をこすったとき、その刺激で容易に腫れてきます。

真皮の下は皮下脂肪といわれる脂肪組織があります。この脂肪は眼窩の中の詰めものの脂肪と同じ、いわゆる中性脂肪です。脂肪細胞の中に詰まっています。この脂肪は各種ホルモンの影響を受けて分解されたり、合成されたりします。興奮するとでてくる交感神経性のホルモン、アドレナリンは分解を促進させます。血糖を下げるインシュリンは中性脂肪の合成を促進します。外からホルモンの影響を受けやすい脂肪細胞はそれ自身ホルモンをつくり放出する内分泌細胞であることがわかってきました。レプチンなどのホルモンです。レプチンは強力な摂食抑制作用があり、エネルギー代謝亢進作用などを有する抗肥満ホルモンです。アディポネクチンなども分泌され、抗動脈硬化作用と抗糖尿病作用が注目されています。脂肪組織は生体最大の内分泌組織として最近は認知されてきています。

まぶたの皮下脂肪はそれほど厚くはありません。頭蓋骨を覆う皮膚の下の皮下脂肪も少ないものです。それにひきかえ、まぶたのふちには脂肪（油）を外に分泌する腺組織が並んでいます。マイボーム腺といいます。まぶたや目玉自体の動きをよくするための潤滑油みたいなものです。油はまた角膜表面に涙の膜、涙膜の最外層に非常に薄いが、非常に平滑な膜をつくります。シャボン玉の膜のように表面が平滑になります。涙の蒸発を防ぎ安定化させるとともに、平滑ゆえ光をスムースに通すようにはたらきます。この脂肪線組織から分泌される脂肪の組成は表２・１に示すとおりです。コレステロールエステルやワックスのエステルが多く、中性脂肪のトリグリセライドは多くありません。未分類の中にはＯＨをもつ脂肪酸の二つがエステル結合したものや脂肪酸と長鎖アルコールがエステル結合したものなどマイボーム腺のだす脂肪はそれ自体、非常に複雑です。涙膜の表面の油膜はシャボン玉の油膜のようだといいますが、シャボン玉は脂肪酸のナトリウム塩（せっけん）のみで単純です。涙の油膜は思った以上に複雑な成分構成をしています。生体は複雑で多様なものをうまく利用しているのです。もちろん、マイボーム腺にはそのための原料調達、合成酵素群、貯蔵そして分泌する機構がすべてそろっています。このマイボーム腺に細菌が入り腫れて痛くなり、膿がたまってくるのが、いわゆる麦粒腫（ものもらい）です。

表 2.1　マイボーム腺の脂肪成分

脂肪の成分	組成（%）
コレステロールエステル	27〜29
ワックスエステル	32〜35
トリグリセライド	3.7〜4
ジエステル	7.7〜8.4
コレステロール	1.6〜1.8
脂肪酸	0.5〜2.1
極性脂肪	14.8〜16

　メラニン色素といえば皮膚の色素としてありますが、結膜には普通はありません。白い強膜が透けて見えるので白目といわれるところです。子供のころは強膜が薄いので脈絡膜のメラニン色素が透けて見えるので青っぽく見えます。天使のような、すんだ青さに見えます。だんだんと強膜も厚くなり脈絡膜のメラニンも透けなくなります。そのころ子供でも白目が黄色っぽくなったり、ひどいときには茶色っぽくなる子がいます。メラニン色素が沈着してくるからです。アレルギー性結膜炎の子に見られることがあります。どうしてメラニン色素が沈着してくるかというと、アレルギーの子はかゆいため目をこすります。このこするという機械的刺激により結膜にメラニン色素が沈着してくるのです。

　結膜のメラニン色素の沈着はこのほか血管収縮剤の入っている点眼薬

を常用しているとおこります。むかしは血管収縮作用のある緑内障治療薬でも色素沈着はおこりました。目がすっきりするという目薬には血管収縮剤が入っていることが多いので、それらを常用しているひとの目が濁って見えることが多いのです。

紫外線の多い野外で活動している人達、たとえば魚を捕る漁師さんや農業を営むお百姓さんの目が年をとってくると濁って汚く見えることが多くなります。それらの人達の結膜にはメラニン色素が沈着しているのです。

第二節　目玉の表面

結膜は、いわゆる白目のところの一番の表面にあるほとんど透明な薄い膜で、毛細血管がたくさん走っています。この毛細血管が拡張すると、充血して赤く見えます。結膜は角膜の辺縁より発して眼球をくるむように広がり、途中で翻転してまぶたの裏側に張り付いてまぶたの縁でおわります。結膜は表皮に近くケラチンタンパク質を含みます。

結膜は角膜縁につながりますが、角膜の表面の角膜上皮細胞にもケラチンが存在します。ということは、角膜上皮層は皮膚の表皮層からでて角膜表面で透明化したものであるといえます。

角膜は中央の薄いところで〇・六ミリ、周辺の厚いところでも〇・九ミリほどの厚さしかありません。眼は顔の前面にありボールが当たったり、殴られたり、ころんでぶつけたりと怪我をしやすいところです。まぶたがクッションになりますが、閉じる前に当たったり、閉じても強いときはもろに角膜に衝撃がきます。そのため角膜はかなり丈夫です。主成分はコラーゲンタンパク質です。コラーゲン線維がきれいに並ぶことにより、光が通るようになっており透明なのです（図6・2）。コラーゲン線維の間にコンドロイチン硫酸やヒアルロン酸などの多糖類にタンパク質が結合したムコタンパク質といわれる物質が詰まっています。多糖類は水を引いて膨潤しやすい性質ですが、内側の内皮細胞や外側の上皮細胞が水をポンプのようにくみだしているので厚さを保つとともに透明性も維持されています。くみだす力は内皮細胞のほうが大きいようです。

人間、年をとってくると欠落する細胞もでてきます。角膜内皮細胞もそのひとつです。内皮細胞は角膜の内側でデスメ膜といわれる基底膜の上に細胞が一層に並んでいるだけです。一層の細胞は力学的に丈夫な六角形のハニカム構造をとっています。内皮細胞は一度できてしまうと増殖は止めてしまいます。ずーっと生きていくわけですが、ときどき死んで脱落する内皮細胞もあるわけです。そうすると隣近所の細胞が大きくなって、空いた場所を埋めていきます。一層なのでデスメ膜上を移動して埋めます。年をとると一定面積当たりの数が減っていきます。減っても角膜の水をくみだして、角膜を一定の厚さに保っています。

でも、非常時になると、そうもいかなくなるときがあります。たとえば白内障の手術のときです。目の中に眼内レンズを入れる手術が主流です。白内障の濁りを取りだすときには超音波で濁った水晶体を砕きます。ヒアルロン酸というドロドロした多糖類を入れて保護しますが、どうしても角膜

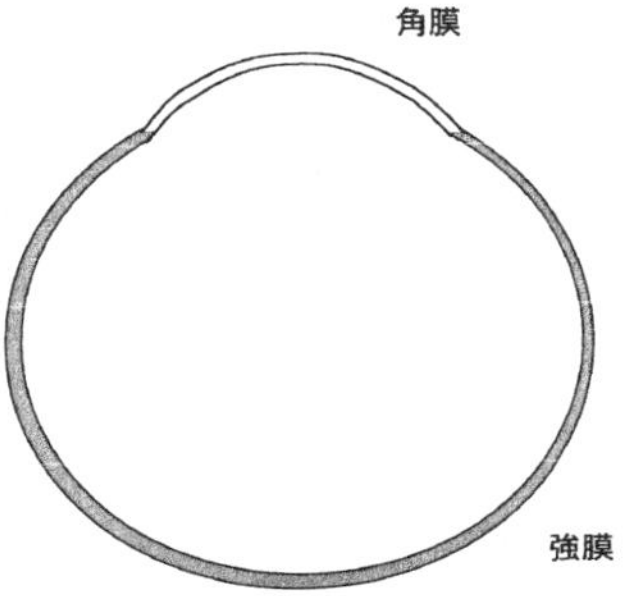

図 2.2　角膜と強膜。眼球の外壁をなす角膜と強膜は繋がっており、ともにコラーゲンが主成分です。違いは角膜が透明であるのに、強膜は白色で、全く不透明です。

内皮細胞に影響をおよぼします。正常な状態では大丈夫なのですが、穴埋めに大きくなった内皮細胞などは弱く脱落しやすいのです。脱落してしまうとその穴埋めが容易でなく内皮細胞層の水をくみだす力は悪くなります。そうすると角膜に水がたまってしまう水泡性角膜炎というやっかいな状態になってしまいます。そうしないため角膜内皮細胞数が千個／平方ミリメートル以下のときは白内障手術はやらないか、もしくは非常に慎重にやらないといけません。角膜内皮細胞数は正常は二十歳代で三千個／平方ミリメートル、六十歳で二千五〇〇個／平方ミリメートル以上です。

角膜と続いている強膜は角膜と似ている成分ですが、透明ではありません（図2・2）。白目といわれる部分の白そのものです。強膜の主成分は角膜と同じコラーゲンです。違うのは角膜で多かったムコタンパク質がほとんどないことです。ということはコラーゲンが詰まっているのが強膜です。構造的にも違います。角膜はコラーゲン線維がきれいに並んでいるのが特徴ですが、強膜はむしろバラバラです。バラバラに並んでいるとコラーゲンはタンパク質ですから、光を全反射して名前どおりに白色になります。パルプの繊維によりつくられる紙と同じようです。バラバラで折り重なっていることで強度は十分です。眼球は強膜と角膜という丈夫な膜で覆われていることで丸い形を保ち、外力にも強い構造となっています。

強膜は白目といわれる部分です。強膜の上には結膜、その下にテノン膜といわれる薄い半透明な膜で覆われていますが、白く見えるのは強膜の白さです。コラーゲンが主成分です。白い組織には生体では筋肉の腱があります。頭蓋骨の中にも頭蓋骨に張り付いている硬膜があります。いずれもコラーゲンが主成分で白色です。その性質は弾力性もかなりあり強靭です。眼球壁をなす強膜は、中の網膜や脈絡膜などの軟らかい組織を保護するために強靭なのです。

この強膜には六本の外眼筋の腱が付着しています（図１・３）。腱と強膜は非常に似たコラーゲンを主体とした組織なので、直接強膜から外眼筋の腱がでて筋肉につながっています。目玉を動かす外眼筋はゆっくりな動きが多いのですが、ときには早く動かす必要があります。そのため、外眼筋には二種類の筋肉線維が混ざって構成されています。ゆっくりな動きをする筋肉線維を白筋といい、速い動きをするほうを赤筋といいます。白と赤の違いは筋肉にあるミトコンドリアの量によります。ミトコンドリアが多いとより赤く見えるのです。ミトコンドリアがあると酸素を利用してブドウ糖からＡＴＰを多く産生できます。それを利用してエネルギーをより多く供給でき、筋肉をより早く動かせるのです。

筋肉はアクチンとミオシンという筋肉の主要タンパク質によりできています。運動神経からの刺激がくると、筋細胞の中にカルシウムを高濃度に含む小器官のＴ-管に蓄えられているカルシウムイオンが細胞内に放出されます。カルシウムイオンはアクチン線維に結合しているトロポニンに結合します。それを起点に二つの頭のあるミオシン線維が折れ曲がりアクチン線維の上を滑るように移動します。筋肉の収縮となります。このときＡＴＰに蓄えられたエネルギーが使われます。この筋肉収縮の仕組はほかの骨格筋の仕組と同じです。

第三節　目玉の中身

目玉の中を見てみましょう。前方の角膜と虹彩毛様体、そして水晶体に囲まれたところを眼房といいます。角膜と虹彩に囲まれたところを前房、虹彩のうしろ虹彩毛様体と水晶体に囲まれたところを後房といいます。眼房には房水とよばれる透明の水が循環しています（図１・１、図１・５）。房水は毛様体で動脈が漉されてできます。血液の成分と似ているところもありますが、決定的な違いは血球がなく透明なところです。主成分はもちろん水ですが、電解質、ブドウ糖、アミノ酸、微量のタンパク質や脂質も含みます。房水は光が通るところです。光化学反応で過酸化物ができやすいところでもあるので、それらを防御するための物質、たとえばビタミンＣやグルタチオンなどが比較的多く含まれます。表２・２は血液と房水の成分の違いと似たところを示しています。タンパク質のアルブミンやグロブリンは血中にはもちろん多いのですが、房水は無視できるほど少ないです。それに引き換え、ビタミンＣであるアスコルビン酸は房水中で一〇倍以上多く含まれています。ブドウ糖は房水では血液中の半分の濃度です。電解質ではナトリウム、リン酸、カルシウム、カリ

表2.2　房水と血液成分

成　分	血中濃度	房水中濃度
アルブミン	4.4 g/100mL	0.006 g/100mL
グロブリン	2.9 mg/100mL	0.005 mg/100mL
アスコルビン酸（ビタミンC）	1.3 mg/100mL	19 mg/100mL
カルシウム	4.8 mg/100mL	2.4 mg/100mL
ブドウ糖	98 mg/100mL	47 mg/100mL
ナトリウム	150 mmol/ L	150 mmol/ L
カリウム	4.6 mmol/ L	4 mmol/ L
リン酸	3.8 mg/100mL	2.1 mg/100mL
コレステロール	195 mg/100mL	*
トリグリセライド	88 mg/100mL	*
ヘモグロビン	15 g/100mL	0
重炭酸イオン	27 mmol/ L	20 mmol/ L
pH	7.4	7.5

*　房水中の脂質はばらつきが大きいが、量的にはきわめて少ない。

ウムおよび重炭酸イオンは房水と血液中では同じ程度の濃度です。脂質のコレステロールと中性脂肪トリグリセライドは、房水中ではばらつきが大きいのですが、きわめて低い濃度しかありません。

虹彩は、角膜を透して見える茶目または黒目とよばれるところです。メラニン色素があるため茶色または黒色となります。では青い目の人達はどうなっているのでしょう。虹彩は表面と裏面の二重となっていますが、表面のところには色素がなく白色です。裏面にはメラニン色素があります。そうすると白い表面を透してメラニン色素を見ていることになります。するとどうでしょう茶色から黒色の色素は青色に見えるのです。メラニン色素の含有量により青から緑と多彩になります。

白うさぎの赤目はどうしてでしょう。これは白うさぎの虹彩にメラニン色素がないためです。虹彩の表面と裏面ともに白です。ただ、虹彩は血管が多く走っているので、その血液の赤い色が見えます。赤目になります。ひとにも色素が先天的に合成されない白子症があります。完全な白子症では白うさぎ同様に血管が透けて見え赤い目をしています。メラニンがないということは目の暗箱がない状態なので、眼が揺れる眼球振盪をともないやすく、視力もでにくくなります。

虹彩の奥に毛様体が連なり、さらに眼底の網膜の下に脈絡膜があります。いずれもメラニン色素に富みます。虹彩、毛様体と脈絡膜は目玉の暗箱になります。

毛様体からでたエラスチンよりなるチン小帯に吊られて支えられる水晶体はどうでしょう。水晶体はタンパク質の固まりです。アルファ、ベータ、ガンマークリスタリンに分けられますが、多くのタンパク質の複合体です。タンパク質は普通、酵素や受容体、輸送タンパクなど活発に動いてその機能を発揮しますが、水晶体のタンパク質はひたすらじっとしているのが役割といっていいでしょう。じっとして透明を維持して高屈折率を保つのです。濃度の高いほうが屈折率は高いので、水晶体はその中心の核ほど脱水しておりタンパク濃度が高く高屈折率となっています。タンパク質が重合して巨大タンパク質となっています。巨大分子は大きくなりすぎると普通不透明になりますが、水晶体タンパク質は巨大分子になっても透明性を保つようになっています。生命体の不思議のひとつです。水晶体の中心の核は胎生核といわれるように、人が受精して人として形づくられるはじめの頃にできたものが、一生の間、光を一番通す中心で透明性を保っているのです（図2・3）。

実は、水晶体はひとつの細胞と考えてもよいくらいです。水晶体は水晶体嚢といわれる基底膜につつまれています。その水晶体嚢を境に水晶体の中はナトリウムが少なく、カリウム濃度が多いという細胞内外と同じようなイオン環境となっています。その濃度差を保つためにナトリウム-カリウム依存性ＡＴＰアーゼ（ＡＴＰ分解酵素）が関与しています。細胞も内外のイオンバランスを保つためにナトリウム-カリウム依存性ＡＴＰアーゼによるイオンポンプが関与しています。カリウムイオンを汲み入れ、ナトリウムイオンを汲みだしているのです。中野マウスという先天的に白内障になる遺伝性のマウスがあります。生後三週間目に水晶体のナトリウム-カリウム依存性ＡＴＰアーゼが活性低下してしまう時期に白内障が生じてしまうのです。ＡＴＰアーゼの阻害する物質が先天的にできてしまうためです。イオンバランスを保つことが水晶体の透明性を保つために重要な役割をしていることを示しています。

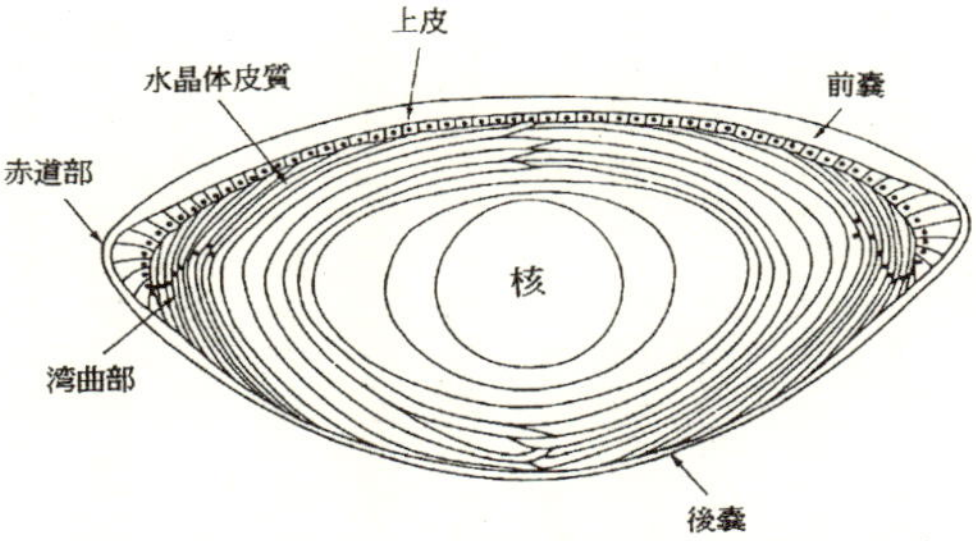

図 2.3　水晶体。セロファンのような透明な水晶体嚢が全体を包むようにしています。水晶体上皮細胞は前水晶体嚢の内側に一層張り付いています。湾曲部で水晶体線維の伸張と細胞核の喪失、脱核がおきます。

　硝子体の九九％は水です。ただの水が入っているだけでは眼球の中身を保持できません。硝子体は構造を保持するため、コラーゲンの細い線維が立体的にメッシュ構造をとり、そのメッシュに間に水を含んだヒアルロン酸の玉が詰まっている状態になっています。そのヒアルロン酸は多糖類といわれる、ブドウ糖が長くつながったものです。水を九九％以上も吸着してしまうゲル状になる性質があります。どろどろしていますが、コラーゲンの細い線維が立体的なメッシュ構造をとり、四方八方取り囲んでいるので、かなりの弾力性が得られます。

その硝子体が眼球の真ん中に詰まっています。後から水晶体に接していて後方を支えるとともに、調節するときに、水晶体が膨らんだり平らになったりするときのスペースを保証しています。さらに眼底に張り付く網膜を全体に上から押さえつけている役割があります。硝子体が軟らかいクッションとなっています。網膜は、その後にある網膜色素上皮とは接しているだけで、接着していないので、網膜をやんわり眼底に固定するのに役立っているわけです。

年をとるといろいろなことが起きますが、五十～六十代になると眼球後部の硝子体が液化してその構造を失います。そのとき網膜に接する硝子体の面、硝子体膜が網膜から離れます。それを硝子体膜剥離といいます。そのとき、飛蚊症をおこすことが多いのです。まれに出血や網膜剥離をおこすことがあるので注意が必要です。

第四節　光を受ける網膜

硝子体に押さえつけられている網膜はそのおかげで眼底に張り付いています。網膜は眼底に張り付いているので、角膜、房水、水晶体、硝子体と透明な組織を通ってきた光を受けることができま

表2.3　眼組織と非眼組織血流量

眼組織	流量（mL/g/組織）	非眼組織	流量（mL/g/組織）
網膜・脈絡膜	12	心臓	0.6
毛様体	1.5	腎臓	4
虹彩	1	脳・灰白質	0.5

す。でも、光を直接受ける視細胞は網膜表面にはありません。視細胞といわれる光を直接感受する細胞は、じつは網膜の一番奥の層に存在します。ですから、目に入った光は透明な組織を通ってきてからさらに網膜を通って視細胞に到達します。視細胞は細長く、本当に光を感受する視色素のある外節はさらに細胞の先、外側にあるのです。光は網膜の全層を通過しないと視色素がある外節に到達しません。この構造をとる理由は視細胞、とくに外節の栄養を確保するためなのです。

網膜はとくにエネルギー代謝が活発で、酸素消費量は大脳皮質より単位当たり二〇倍以上高く、さらに多い腎臓よりも高くなっています。表２・３のように網膜は身体の中で一番の酸素消費率が多い組織なのです。それを支える血流量は網膜・脈絡膜がほかの臓器よりも格段に多く、腎臓の三倍、脳・灰白質の二四倍もあるのです。

網膜全層を光は通りますが、網膜自身非常に薄く、半透明なので、ほとんど散乱せずに視細胞外節に到達します。ですから視細胞の外節が網膜の一番の外側にあっても大丈夫なのですが、どうしてこのような構造になったか、栄養学的に説明しましょう。

網膜の層構造を理解するといいかもしれません。光がまずくる内側には神経節細胞とその神経線維の層があります。この神経線維は網膜表面を走り、視神経乳

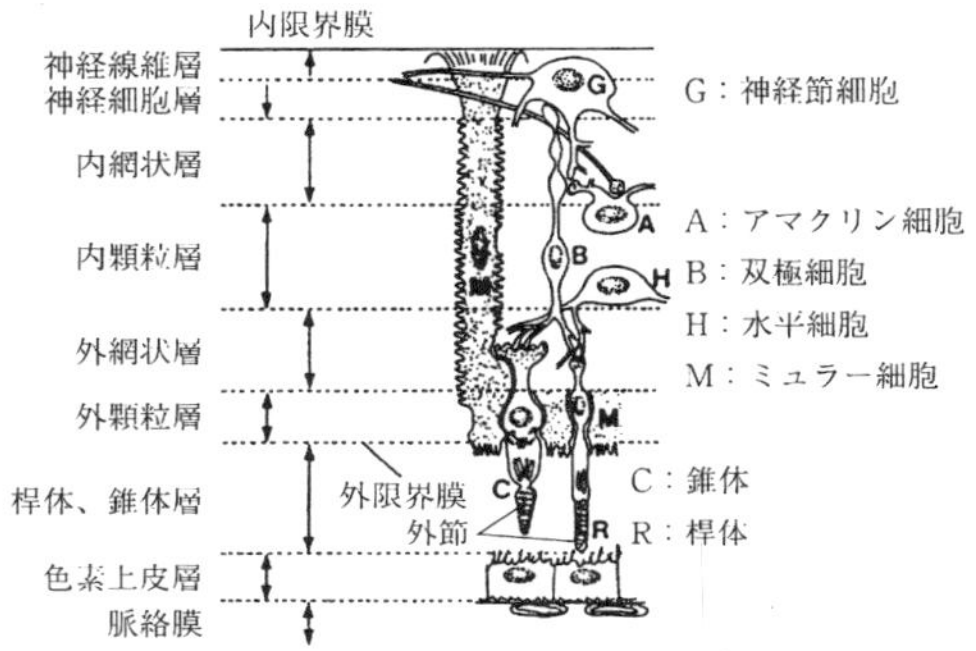

図 2.4 網膜の各層と各細胞達。左に網膜各層と右にその層をなす網膜細胞を示します。

頭に網膜全体から集まってきます。そして視神経乳頭で束になり視神経という太い神経になります。それが眼球を貫き、眼球の外にでてから、眼窩の奥、視神経管という頭蓋骨の穴を通り、頭蓋骨の中に入ります。視交叉をへて外膝状体でシナプスを替え、本体は視放線となり大脳後頭葉に達します。外膝状体からは日内リズムの中枢である視交叉上部核や脳幹にある瞳孔反応や眼球運動の中枢核に神経線維を送っています。

網膜は図２・４に示すような層構造と各細胞とからなりたっています。網膜の中間層には視細胞（CとR）と神経節細胞（G）を結ぶ双極細胞（B）があります。さらに神経接合部を横に結ぶ水平細胞（H）とアマクリン細胞（A）があります。それらの間を埋めて、神経細胞の栄養と機能を補佐するグリア細胞という集団があります。グリア細胞には種々の大きさがあります。網膜細胞を全層にわたり延びて、いろいろな神経細胞の栄養と機能を補佐するミュラー細胞（M）のような大きなグリア細胞もあります。

網膜の神経細胞はおたがいにシナプス結合しながら、情報のやり取りをしています。実際のひとの正常網膜の断面図を図２・５に示します。

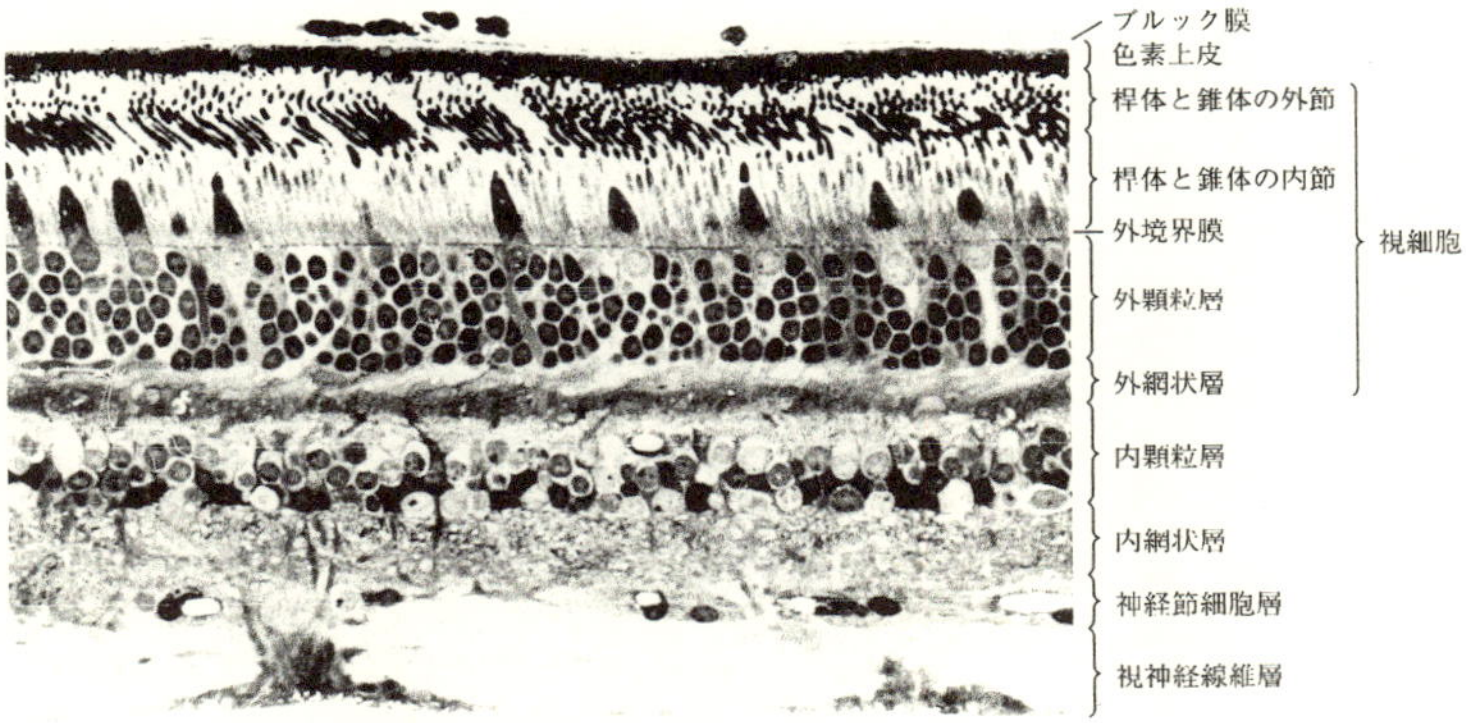

図 2.5　ひとの正常網膜の断面図。わずか1ミリの厚さに10層よりなっています。光は図の下方より入光し網膜を通って錐体と桿体の外節で受容されます。図2.4の図と上下が逆になっています。実際に光は下方からくることになります（宇賀茂三氏提供）。

内側の神経節細胞とアマクリン細胞、水平細胞の栄養は、視神経乳頭からでている網膜中心動脈から栄養されています。眼底写真で写る動脈と静脈の血管です（図1・2）。しかし、肝心の視細胞の層には網膜中心動脈からの毛細血管がきていません。どこからの毛細血管もきていません。ではどうして代謝が活発な視細胞の栄養を担っているのでしょう。網膜の下の脈絡膜は血管が集合しているといっていいくらい血流が多いところです。その血流からの栄養が、細胞が一層の色素上皮を通して視細胞に送られてくるのです。とくに色素上皮からは視細胞外節の主要光感受性視色素であるビタミンAが必要な形になって送られてくるのです。このように視細胞、とくに外節は脈絡膜の血流に支えられた網膜色素上皮細胞により全面的に栄養面を依存しているのです（図2・6）。

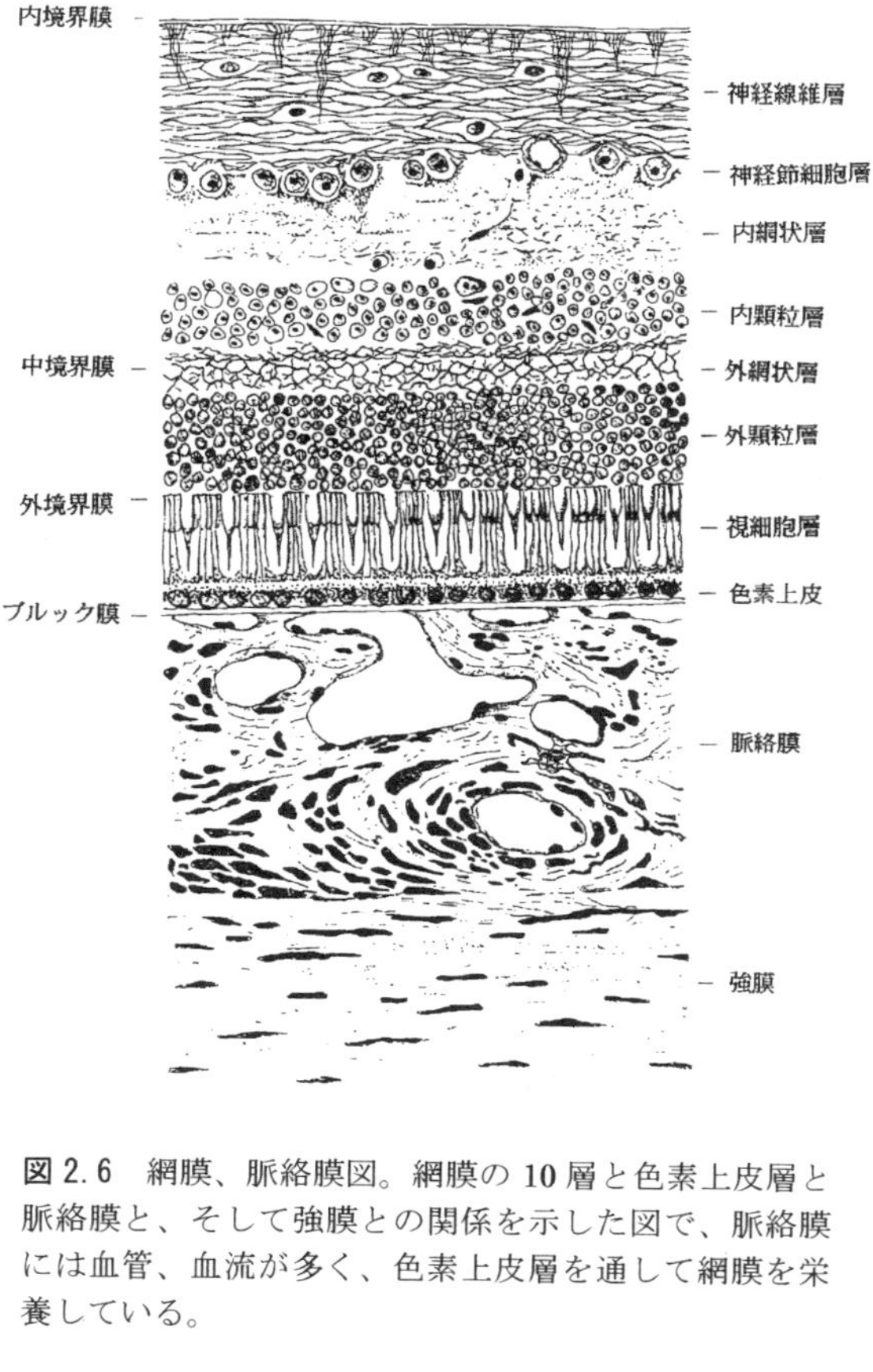

図 2.6　網膜、脈絡膜図。網膜の 10 層と色素上皮層と脈絡膜と、そして強膜との関係を示した図で、脈絡膜には血管、血流が多く、色素上皮層を通して網膜を栄養している。

この網膜と色素上皮層が機械的に剥がれてしまう網膜剥離では、剥がれた網膜はもはや光を感じなくなってしまうのです。前に述べたように網膜と色素上皮層は接しているだけで接着はしていません。網膜に穴が開いてしまうと自然と剥がれてしまうのです。それが網膜剥離です。剥離した網膜は栄養を後方支援する色素上皮と離れてしまうので、光を感じるという大事な機能を失います。

剥がれた網膜の部分は、もはや光を感じず視野欠損となります。最終的には、全部剥がれてしまうと失明ということになります。

黄斑部というところが眼底にあります。ちょうど眼底を調べる検眼鏡で眼底をのぞいたときに、眼底の中心、一番の底にあたる直径五ミリほどの部分です。そこがものを見る中心に当たります。ここが黄色っぽく見えるので黄斑部といわれます。中心なので角膜、水晶体と通った光はこの黄斑部に集光されます。日蝕のとき太陽を見つめてやられてしまうのはこの黄斑部です。日蝕盲といいます。

光が強く集光するということは光の害を受けやすいわけです。それに対して、防御機構が存在します。黄斑部には黄色の色素、ルテインとゼアキサンチンが存在して、有害な光線、とくに青色の光を吸収して黄斑部を保護する役割があります。ルテインとゼアキサンチンは黄緑食野菜に含まれる自然界にある色素です。それらを網膜の中心の黄斑部に集めて保護しているのです。

この黄斑部のさらに真ん中を中心窩といいます。この部分は周辺の網膜よりより薄くなっています。共焦点位相差顕微鏡（ＯＣＴ）で黄斑部の断面をとらえたのが図２・７(a)です。図２・７(b)では黄斑部の網膜細胞の層状の並びの模式図です。図で凹んでみえるところが中心窩です。この部分には網膜中心動静脈からの毛細血管がありません。この中心窩はものを見るための中心ともいうべきところで、一番視力のよいところです。ものをよく見るために網膜の上を走る毛細血管がないのです。光を感じる錐体と桿体の視細胞は錐体の密度が多く、その先の双極細胞は斜めに傾ぐことで

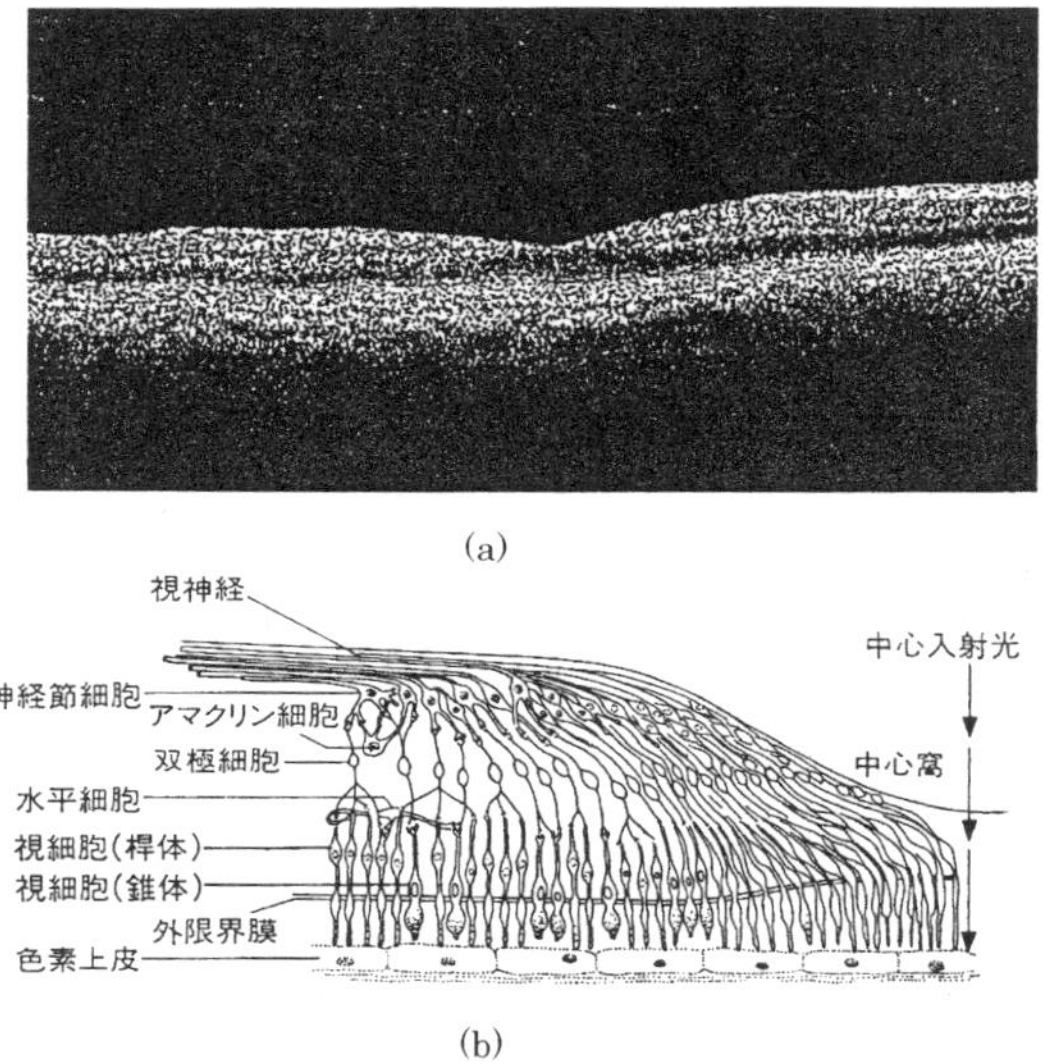

図 2.7　黄斑部断面図。(a) 中心窩を含んだ網膜黄斑部の光干渉断層法（OCT）による断層図。中央のへこんだところが中心窩。網膜の下に色素上皮層、さらに下に脈絡膜があります。(b) 中心窩を含む黄斑部の模式図。

薄くなっているのです。

　ではこの部分の栄養はどこから供給されているのでしょう。薄くなっていることがみそです。網膜の下の脈絡膜から色素上皮を通して供給されます。他の部分は表面の半分は網膜中心動静脈から下層の半分は色素上皮を通して脈絡膜から栄養されています。中心窩が薄くなっていると、色素上皮を通しての下の脈絡膜からの栄養供給も可能となるのです。

　図2・8は網膜中心動静脈の血管のみをトリプシン処理して浮きださせた標本です。右端のFの部分が抜けています。ちょうど中心窩に当たります。

　黄斑部に多く存在するルテインやゼアキサンチンはカロチノイドといわれる一連の物質群です。

カロチノイドで有名なのはβ-カロチンです。抗酸化作用があることで有名です。ルテインやゼアキサンチンも青色の光を吸収するだけでなく，光や酸素よりできやすい活性酸素やフリーラジカルを還元して除去するはたらきがあります。抗酸化作用です。

ルテインやゼアキサンチンはいわゆるサプリメントとして摂取することがあります。ルテインは緑黄色野菜自体に含まれる量はそれほど多くないので，これら野菜から抽出するのではありません。

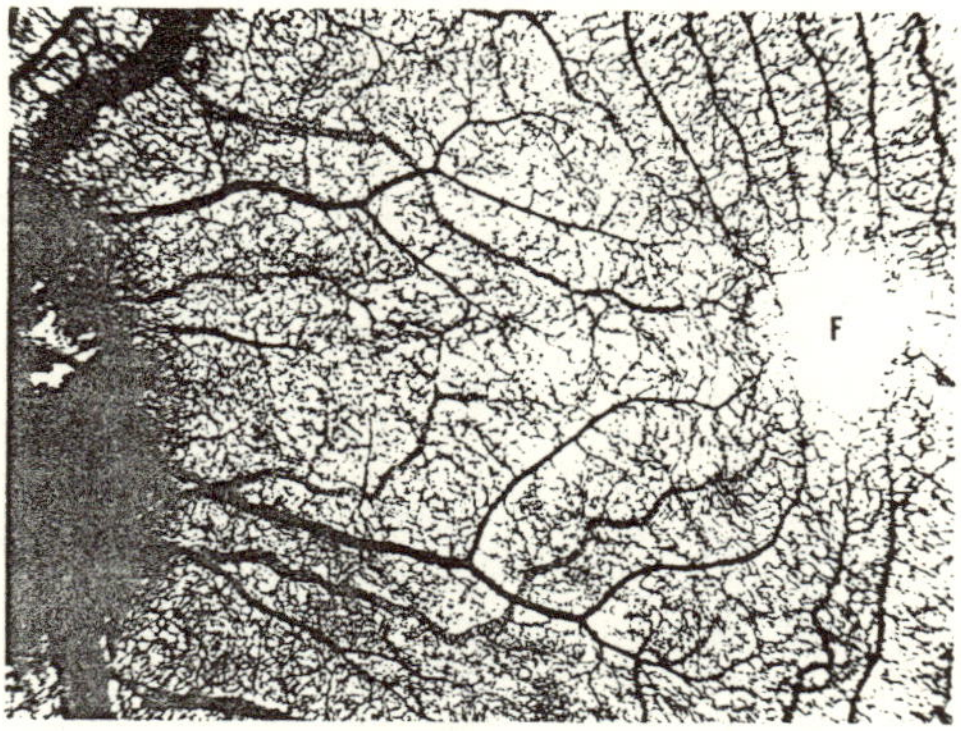

図2.8　網膜中心動静脈の標本写真。タンパク質分解酵素トリプシンにより処理した血管のみの標本。動静脈が文字どおり網目となっています。右端のFは黄斑部のさらに中央の中心窩で網膜血管がありません。

マリーゴールドという黄色の花に多く含まれているのでこの花から抽出されています。マリーゴールドはその根から根瘤線虫という植物を枯らしてしまう線虫を抑える物質もつくります。植物はいろいろな物質をつくりだします。人間を含めた動物はそれらを摂取して利用しているのです。線虫も動物ですが，逆に植物がつくりだす物質によって増殖できなくなるのです。

マリーゴールドはさておき，ルテインやゼアキサンチンなどの色素は光を吸収するとそのエネルギーは熱に替えられてしまいます。それで光の害を守るのです。

網膜では光を受容して感じなくてはなりません。そのため光が当たったときに能率よく光という物理変化を化学的な変化に替えなければなりません。ビタミンAは光子ひとつにも反応できるほど光に対して敏感な物質です。ビタミンAのシス型という光にとっても敏感な物質をオプシンというタンパク質に取り込んだロドプシンが視細胞の外節にたくさんあります。光を化学反応に置き換えた視細胞は、つぎに細胞としての反応に置き換えます。それを細胞の興奮といいます。そして、その細胞としての反応が、つぎの双極細胞、そして神経節細胞の反応につながり、大脳の視覚野へと伝えられます。

神経細胞からシナプスを介して情報は送られますが、そのとき神経伝達物質がシナプスから放出され相手方の神経細胞の受容体に結合します。そのとき多くの細胞は脱分極という仕方で細胞興奮を引き起こします。そして情報が伝わるのです。神経細胞では直接に神経伝達物質を介して情報を伝える必要があり、シナプスと相手方の細胞膜の間の間隙は非常に狭いものです。

情報を伝えるという意味では少し離れた細胞同士の情報交換がありますが、これをつかさどるのがサイトカインといわれるものや、栄養因子や成長因子などです。そのほか離れた細胞同士はホルモンといわれる物質で情報を伝えます。

網膜の神経伝達物質には脳と同じように多種多彩の物質があります。カテコールアミン系のドーパミン、ノルアドレナリン。アミノ酸系のグルタミン酸、アスパラギン酸、グリシン、そしてGABA（γ-アミノ酪酸）。アミノ酸が何個か連なったペプチド系のサブスタンスP、ニューロペプタイドY、コレヒストキニン、などなど多彩です。もちろん末梢神経の神経伝達物質として有名なアセチルコリンもあります。

第五節　映像を伝える視神経

網膜で光すなわち映像を感じ受容するとその情報は網膜の神経節細胞に集約されます。網膜の一番内側の層にある細胞群です。その神経節細胞からは一本の神経線維がでてきます。神経細胞の軸策（アクソン）です。その神経線維が網膜の表面を這って網膜視神経乳頭に集まります。そして直径一ミリにも満たない視神経になります。視神経乳頭に集約された視神経は眼球壁を貫通して視神経そのものとなり頭蓋骨の視神経管を通り大脳の底にある外膝状体へとつながります。そこでシナプスを替え大部分は視放線から後頭葉の視覚中枢につながります。一部は脳幹部に到達して、瞳孔反射や眼球運動に関与する中枢核につながります。図２・９に視神経の眼球から頭蓋内への構造が示されています。視神経は強膜から脳硬膜へとつながる視神経硬膜に覆われています。硬膜と視神経の間にはくも膜と軟膜もあります。大脳が頭蓋の外にとびだしたかたちです。

視神経は神経線維の束です。視神経の神経線維は多くは有髄線維といわれる、ミエリンといわれる鞘に包まれた神経線維です。ミエリン自体は電気を通しにくい性質ですが、一定間隔で電気を通しやすいランビエの絞輪とよばれる電気を通しやすいところがあり、ミエリンのない神経線維より早く神経伝達をおこないます。
ミエリンはほとんどが脂肪ですので電気を通しにくくなっています。スフィンゴミエリンなどの脂質です。また、ミエリン独自のタンパク質のミエリンタンパクは自己免疫疾患の多発性硬化症のターゲットタンパク質となります。多発硬化症は脳のいろいろな部分にプラークという炎症性病変をつくりますが、視神経にも大小のプラークができて視力障害を引き起こします。

視神経は太めの神経線維です。その中は神経末端のシナプスで必要な物質を細胞体から運ぶための軸索輸送に必要なチューブリンなどのタンパク質が豊富です。

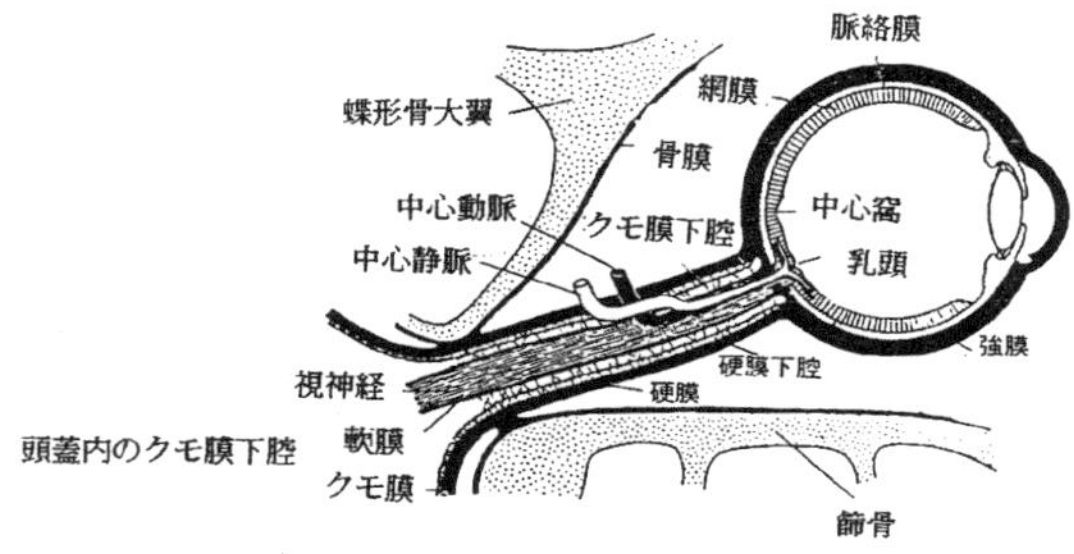

図 2.9　視神経。視神経は強膜から脳硬膜へとつながる視神経硬膜に覆われています。硬膜と視神経の間にはクモ膜と軟膜もあります。大脳が頭蓋の外にとびだしたかたちです。

視神経は太いといっても〇・六ミリほどの神経です。それが視神経管という頭蓋骨に入る細い管を通って頭蓋骨の中に入り大脳につながります。最初は外膝状体といわれるところです。そこで大部分の神経線維はシナプスを替え、視放線を通って視覚の中枢の後頭葉に神経結合を伸ばします。さらに上位中枢に神経結合を伸ばし視覚の情報処理をおこないます。もちろん大脳後頭葉も代謝が活発で、酸素とブドウ糖によるエネルギーを多く消費します。

第三章　眼に栄養

第一節　ブドウ糖と眼

栄養とは食事をして、栄養素をふくむ食物を体内に取り込み、消化吸収し、そして血液循環を通して体内の臓器や器官、組織へくまなくいわゆる栄養物質を配給することです。そして栄養素は組織を構成する細胞へと供給され、代謝され必要なエネルギーを引き出し、必要な構成成分を補給していきます。

身体の臓器や組織そして細胞はその栄養を主に血液を通して得ています。栄養素もいろいろありますが、中心となるのがブドウ糖（グルコース）です。食物の炭水化物の中で一番多いブドウ糖は消化管で吸収され、血中に移行します。血中のブドウ糖濃度は各種ホルモンにより一定の幅にコントロールされています。飢餓などで栄養が十分にこないと血液中のブドウ糖の濃度を維持するために、肝臓や筋肉、脂肪組織などから、蓄えたブドウ糖や脂肪酸などの栄養素を血中に放出してくるのです。目とか脳はそのような臓器や組織とは違います。ほかの筋肉、脂肪組織と違って、飢餓のときに最後まで保護される仕組があるのです。

飢餓とは正反対の状態と考えられる糖尿病のときはどうでしょう。血中では糖が高いのですが、筋肉、脂肪組織ではインシュリンのはたらきが悪く糖を取り込めない状態です。それらの細胞は、ちょうど飢餓と同じで、ブドウ糖が不足している状態です。眼や脳はそうではありません。むしろ血中の高血糖の影響をもろに受けてブドウ糖をたくさん受け入れる状態になっています。高血糖ほど必要なブドウ糖はたくさん細胞内に入ってきやすいといえます。

飢餓のときはもとが少ないので血中の糖は低くなり低血糖状態です。しかし、脳や眼などの組織には、インシュリンに関係なく一定量のブドウ糖は取り込めます。そのために飢餓になっても脳と眼など中枢神経系の臓器や組織は保護されるのです。

もちろん、眼にはブドウ糖を多く消費する網膜などがありますが、それほどエネルギーを必要としない器官や組織もあります。血管が多く走っている組織はエネルギーをたくさん消費する組織です。酸素消費率で表すと表3・1のようになります。網膜をはじめ虹彩や毛様体、脈絡膜、眼球外の外眼筋、まぶたを挙げる眼瞼挙筋、眼輪筋などです。それほどエネルギーを必要としない水晶体、角膜、強膜、硝子体などもあります。しかし、それらは全体としてエネルギーを必要としていないのですが、組織の境界域では水晶体上皮細胞や角膜上皮細胞、角膜内皮細胞があり、それら組織の内部環境を保つために、イオンポンプをはたらかせたり、物質の取り込みなどにかなりのエネルギーを必要としているのです。それらの細胞は糖尿病などの病的状態のときには影響を受けやすいともいえます。

表3.1　眼組織と非眼組織の酸素消費量（QO_2）

眼組織	酸素消費率	非眼組織	酸素消費率
網膜	31	腎臓	21
角膜	2	大脳皮質	12
水晶体	0.5	心臓	5

μLO_2/mg組織乾燥重量

第二節　光と栄養

光はエネルギーそのものです。そのエネルギーを利用して植物は光合成をおこない、生物的エネルギーに変えるとともに、炭水化物（ブドウ糖やでんぷん）を中心に生体物質を生合成します。その植物を動物が食べて生物的エネルギーとともに血と肉をつくりだします。人間もそれら植物や動物の肉を食物としています。それによりエネルギーを得、血と肉となります。人間も間接的にですが光によって、必要な栄養を得ているといえます。

それとあわせて、光は眼にとって大いなる直接的また間接的な栄養のもととなりえます。光の刺激によっていろいろな生理、代謝の活動の引き金になったり、持続したり、また中止したりします。皮膚に光が直接当たることによりビタミンDは活性型へと変換され、ビタミンとしてカルシウムの吸収と活用にと作用するようになります。

見ることで得られる視覚情報は、光のエネルギーそのものを網膜の視細胞で化学変換し、さらに生物学的な神経細胞の興奮、抑制へと変換し情報として脳のほうに伝えられます。

光が間接的に作用して生体の反応を調節したりもします。具体的には、昼夜の光の強弱によって生体のリズムがつくられることです。それにより体内に時計ともいうべき一日のリズムがつくられます。日の出とともに眼の中の網膜が光を感受します。その光信号が大脳の視交叉上核に伝えられます。視交叉上核ではリズムが刻まれています。そこが日内リズム（サーカディアンリズム）の中枢で、一定のリズムを自ずからきざんでいます。そのリズムのもとは日の出と日の入りの太陽の光によって決められて一定になっているのです。が、このリズムは光の強弱により左右されます（図3・1）。

その視神経上核によるリズムの信号が、大脳のちょうど真ん中にある小さな松果体に伝えられます。松果体ではセロトニンからメラトニンがつくられます。日内リズムをきざむように増減します。日が沈むと逆にメラトニン産生と放出が減少します。日が昇るとメラトニンの産生は増加します。メラトニン合成酵素がはたらくかはたらかないかという仕組を使って、このメラトニンの量をコントロールしています。放出されたメラトニンは血液を介して全身の臓器、組織に運ばれ、それらの細胞に作用し、いわゆる日内リズムをつくりだします。それにより日内リズムに合わせた、他のホルモンの分泌がおこったり、いろいろな物質の代謝がおこなわれます。また、逆に分泌や代謝が抑えられたりします。このリズムは視交叉上核の細胞が独立してつくれるようになっています。それとともに、網膜からの光の強弱にも影響されるの

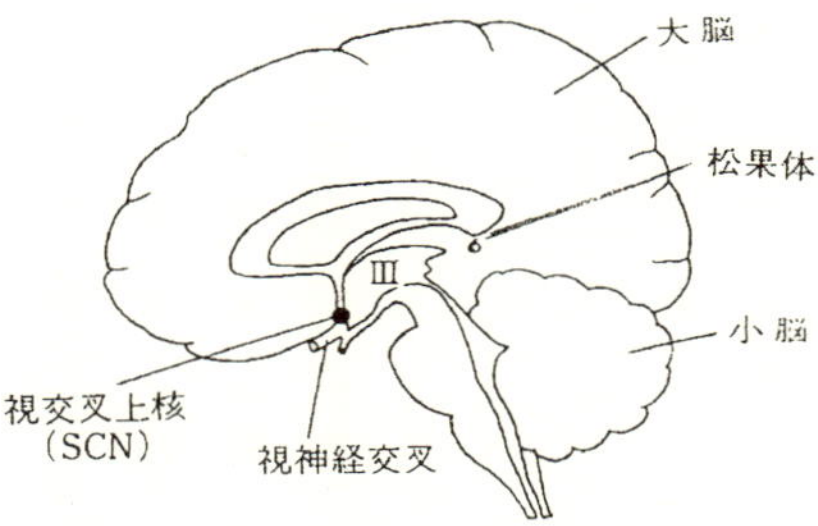

図 3.1　視交叉上核と松果体。視神経交叉の直上に視交叉上核があり、松果体は脳のちょうど真ん中に位置しています。SCN=Supra Chiasmatic Nucleus、III は第三脳室。

です。

松果体は人間では大脳の奥深い中心近くにあります。鳥類では真ん中ですが、頭蓋骨の近くにあります。光は薄い頭蓋骨を通して透過し、松果体に達します。網膜を介しないでも光の影響を受ける構造です。光の影響を実際受けて、松果体が日内リズムをつくっています。

もっと原始的な動物には、第三の眼といわれる松果体のもとの姿の組織をもっているものがいます。そのひとつにムカシトカゲがあります。頭のてっぺんの頭蓋骨の直下に網膜に似た組織があります。そこで光の日内変動を直接感受して、メラトニンを使って身体全体の日内リズムをリードしています。

哺乳類では違ってきます。ひとの松果体は大脳の中心の奥深いところにあり、当然、光は到達しません。ではどのように昼夜の光を感受しているのでしょう。光を感受しているのは目の底にある網膜です。網膜で感受した光の信号は視神経を通して、視神経視交叉の上にある視交叉上核に伝えられます。ひとを含めて哺乳動物ではこの視交叉上核に日内リズムの中枢があります。ここで日内リズムの指令をだしています。当然、松果体にも指令が伝わります。明るくなるとメラトニン分泌は減少するのです。暗くなり、その指令が松果体に伝わるとメラトニン分泌が増えてきます。

メラトニンは日内リズムの不調による病気（不眠症やうつ病）の治療薬にも使われます。このような治療薬を使うことなく、強い光を朝の一定時間当てるという不眠症やうつ病の治療もおこなわれています。光は身体全体の栄養と代謝をコントロールもしているとともに、治療にも役立っています。

第三節　透明な角膜

外界に接する一番の外側は角膜ですが、その最外層は五層の細胞からなる角膜上皮細胞です。その角膜上皮の栄養、とくにブドウ糖は眼球内の房水から得ております。角膜そのものを通して、ブドウ糖は最外層の角膜上皮細胞層に供給されます。その栄養素ブドウ糖を燃やすための酸素が必要です。その酸素は房水からでなく、角膜上皮の外側を潤している涙、その涙に溶けた酸素を利用しています。このことはコンタクトレンズの装用を考える上に重要なこととなります。角膜の内側には一層の内皮細胞が並んでいますが酸素を含む栄養は房水から直接得ています。図３・２に角

図 3.2　角膜全層。上から最外層の上皮細胞層、その下に基底膜をなすボウマン膜、そして一番厚い角膜実質、内側の基底膜をなすデスメ膜、一番内側に細胞一層の内皮細胞層からなります。

膜全層を示します。

房水は毛様体から動脈血が漉されて産生される透明な液体です。眼球の前のほうの眼房を満たし、角膜と虹彩がつくる隅角の角膜側にあるシュレーム管に流れ込み、そして静脈にもどります。その房水の産生される量により眼内圧（眼圧）がコントロールされています。眼圧は眼球を丸く膨らませるために眼球内に圧力があります。その眼圧が高くなり、視神経や網膜細胞が圧迫されたり、栄養血管の流れが悪くなり栄養不足をきたし視野が狭くなる病気を総称して緑内障といいます。

血管がない組織があります。角膜は血管がない透明な組織です。透明な組織に血管が伸びていくと光を散乱し不透明となります。角膜が傷ついたり、炎症を起こして角膜炎になると、傷や炎症を治そうとしたり酸素を補給するため血管が伸びてしまうことがあります。コンタクトレンズを無理に使ったりすると、酸素を補給するため角膜表面に血管が伸びてしまうことがあります。その新生血管をパンヌスといいます（図９・１）。透明性が損なわれるので、そのパンヌスが角膜の中心まで伸びてしまうと視力に影響します。

ドライアイは涙が少なくなる状態をいいます。涙が少なくなると角膜最外層の涙の膜、涙膜が壊れます。涙膜は一〇〇ミクロンの薄い膜でその最外層はしゃぼん玉の膜のような油膜で、その下は水分の多い液層、さらに角膜表面の角膜上皮にムチン層といわれるタンパク質と多糖類のムチンからなり、涙膜と角膜上皮をくっつける役割があります。その涙液層が少ないと表面が乾いて、角膜上皮は障害を受けやすくなってきます。ドライアイです。図３・３に涙膜の模式図を示します。涙膜の最外層の油膜は前に述べた表２・１に示した脂肪組成をしています。マイボーム腺という脂肪腺からでてきます。この油膜の組成が異常となり、破綻しやすくなると、涙が蒸発してしまうので、これもドライアイの原因となります。

涙そのものの中に免疫グロブリンやリゾチーム、ラクトフェリンといった抗菌物質が含まれています。ドライアイのひとは涙の分泌や成分が異常となり細菌の感染を受けやすくなります。ドライアイのひとはとくにコンタクトレンズの装用に注意が必要です。

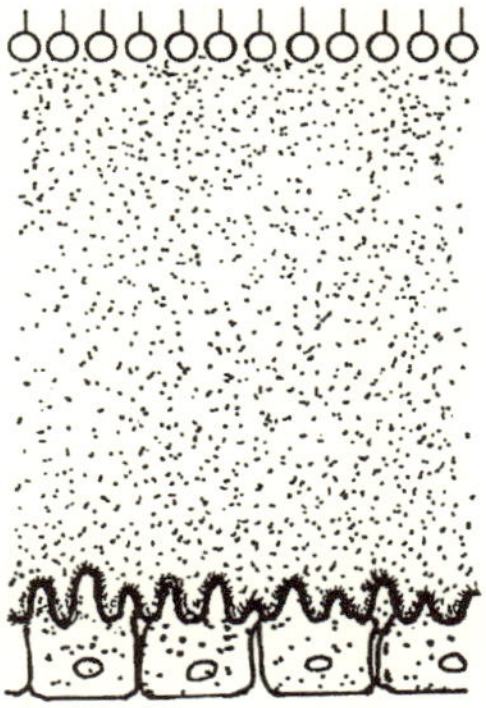
油層 (0.1μm)
液層 (7μm)
ムチン (~0.08μm)
最外層の角膜上皮細胞

図 3.3　涙膜。上から油膜層、液層、ムチン層、角膜上皮の最外細胞層上の皺状のマイクロビライにムチン層が付着して涙膜を保持しやすくしています。

角膜の最外層の角膜上皮細胞層は五層の細胞よりなり、その栄養、主にブドウ糖は眼球内の房水から主に受けていますが、その栄養を燃やすための酸素は涙に溶けた残存酸素より取っています。涙の重要な役割を考えるときコンタクトレンズを忘れてはいけません。

コンタクトレンズは直接角膜に装着するものですが、涙を利用してその機能を発揮しているのです。そのときのキーワードは酸素です。コンタクトレンズは涙の栄養学的な特性を利用して、装用できるようにできているのです。ハードコンタクトレンズは角膜とコンタクトレンズの間に涙の層が入ることにより、涙から角膜上皮細胞が酸素を摂取できるのです。そして、まばたきすることでハードコンタクトレンズが動き、涙がたえず新しい涙と置き換わります。そして新しい涙から酸素を摂取できるのです。起きているときはたえずまばたきをして涙が置き換わります。しかし、寝たままハードコンタクトレンズをしていると、まばたきがなくなりますし、涙の分泌も減ります。そして涙からの角膜上皮への酸素供給が極端に減ります。角膜上皮細胞は酸素をたくさん欲しがる細胞です。酸素が不足すると角膜上皮細胞は障害されます。傷つくことになります。角膜上皮細胞のびらんがおきます。さらに障害されると上皮細胞の全層が剥離したりします。そうなると、涙ぽろぽろ、チカチカまぶしく、痛くてたえられない典型的なコンタクトレンズによる障害が生じます。

それにくらべソフトコンタクトレンズは文字どおり軟らかい素材でできており、レンズと角膜の間に隙間はできません。そのかわりレンズそのものを通して涙が角膜に接します。ソフトコンタクトは涙すなわち水を含んだ物質でできています。まばたきのたびに涙が新しく入れ替わり、角膜上皮細胞は涙から酸素の供給を受けます。ただし、涙に含まれるタンパク質や脂質が付着します。そのために煮沸消毒や除タンパクを行わなければなりません。それでも完全にとりきれないタンパク質や脂質が目詰まりするので寿命は一年から一年半です。

ソフトコンタクトレンズでも、使い捨てのものが近頃は主流となってきました。一日使ったら捨ててしまうものから、一週間、二週間と一ヶ月タイプなどいろいろ開発されています。いずれも、夜にははずして、消毒液や保存液に入れておきます。朝、ふたたび装着します。最近、開発されたコンタクトレンズには水分は通さなくても、酸素をよく通すように設計されたシリコンハイドロゲル系のものがあります。

煮沸消毒や除タンパクの面倒くささ、それらをさぼることによるレンズ汚れの増大が問題になります。感染などによる角膜障害をおこします。相対的に酸素不足になることにより、知らない間に酸素不足を補うために角膜周辺の結膜血管から新生血管が伸びてきてしまうことがあります。それら障害をさけるため使い捨てのソフトコンタクトレンズが実用化されました。いまでは使い捨てのほうが主流になっています。一日で捨ててしまうものが一番よいのですが、費用がかかるので、二週間や一ヶ月の使い捨てレンズを使うことが多いのです。この場合、夜寝るときははずして保存液中に保存します。一週間や一ヶ月用の連続装用の使い捨てレンズも実用化されています。が、寝ている間に涙分泌が少なくなるので、またレム睡眠中には眼球が結構はげしく動くので角膜障害をおこしやすく、昼夜を通しての連続装用は薦められません。

第四節　神経線維もウイルスを運ぶ

角膜を生体顕微鏡で観察すると、角膜が透明なために見えるものがあります。神経線維です。抹消の数本の束から一本の白い線維が角膜の中を走っているのが見えます。神経線維がそのまま裸で見える唯一の場所です。角膜は傷つくことが多いので、防御反応として痛みを身体の中でも一番強く感じます。そのため知覚神経線維が多く分布しています。

神経線維に沿って神経軸索流という物質の流れがあります。この軸索流は神経線維や神経末端のシナプスで必要な物質を運ぶ役割があります。この軸索流によりウイルスが運ばれることがあります。単純ヘルペスウイルスは三叉神経といわれる神経節に、その昔幼少期のころ感染していたものが潜んでいます。その潜み方はウイルス独特のものです。ヘルペスウイルスはＤＮＡウイルスなのでウイルスＤＮＡを人間の神経細胞の染色体のＤＮＡの中に潜ませています。神経細胞は細胞分裂しませんのでじっとしたまますごします。それが突然に、風邪をひいたときに免疫状態が変わったときとか、ステロイドや抗がん剤のように免疫状態を変化させる薬剤などで、潜んでいたヘルペスＤＮＡが活性化され三叉神経節細胞の中でヘルペスウイルスを発現させてしまいます。その細胞に出現したウイルスが神経線維に沿って流されていきます。三叉神経は知覚神経でその神経線維は顔面の皮膚に神経分布しています。その中には眼球も入っていますし、角膜表面も入っています。角膜表面に流れ着いたウイルスは三叉神経末端にたどりつき水泡性の小さな病巣をつくります。角膜表面には三叉神経末端は小枝を張ったように分布していますから、水泡性の小さな病巣は連なってあたかも樹枝のようになります。これが角膜ヘルペスの樹枝状潰瘍といわれるゆえんです。このような病変をつくるのは単純ヘルペスといわれるウイルスです。

知覚神経が侵されるので強い痛みがありますが、角膜の知覚そのものは低下しているので、外からの刺激による痛みを逆に感じなくなっています。

このウイルスは風邪を引いたときに口唇のわきに小さな水泡性の病変をつくります。口唇ヘルペスです。

単純ヘルペスに似て角膜に小さい潰瘍をつくるものがあります。帯状ヘルペスです。単純ヘルペスの樹枝状角膜炎にも似ています。額の半分に帯状ヘルペスとして小さな水泡性の集まった病変をつくります。帯状ヘルペスと単純ヘルペスともに角膜にも病変をおこしますが眼球内の炎症、ブドウ膜炎を引き起こすことがあるので注意が必要です。

第五節　無神経で無血管―水晶体、濁れば白内障

水晶体は眼球の中にあって前方中央に位置しています。その特長のひとつは血管がないことです。すなわち水晶体は血が通ってない器官です。では血管から栄養が取れないとなると、水晶体はどうして栄養されているのでしょう。それにには水晶体の構造を理解する必要があります。水晶体後面は硝子体という眼球内の九九％水分でコラーゲン線維とヒアルロン酸よりなるどろどろしたゲル状の液体に接しています。そこには栄養分はありません。栄養分があるのは水晶体前面に接する房水です。房水は動脈血が毛様体で漉されて透明な液体となり産生されます。赤い赤血球の成分は取り除かれますが、ブドウ糖（グルコース）やアミノ酸などは房水に移ります。そのブドウ糖やアミノ酸

などは水晶体前面の上皮細胞層を介して取り込まれます。

水晶体自体は代謝が活発な上皮層以外、代謝は非常に低く栄養をそれほど必要としていません。でも低いとはいえ生きていくためには最低限の栄養が必要となってきます。そのため、能率は悪くても房水から栄養素を取るようになっています。

糖尿病という状態はインシュリンというホルモンが不足、または効きが悪くなっておきる病気です。その一番の症状は血中のブドウ糖値（血糖値）が高くなることです。房水は血液が漉されてできるので、血中の糖が高いと房水中の糖も比例して高くなります。ブドウ糖を取り込む際、水晶体はほかの組織や細胞のようにインシュリンの支配を受けません。血液にブドウ糖が高い高血糖のとき、房水中のブドウ糖レベルは比例して高くなります。そして水晶体の中に高濃度のまま取り込まれることになります。

そのことが糖尿病のとき白内障になりやすい原因となるのです。高血糖が続くと房水中の糖、ブドウ糖が高くなります。そのブドウ糖は水晶体の中に受動的に取り込まれます。すなわち、水晶体の中のブドウ糖値は比例して高くなります。ブドウ糖は解糖系といわれる能率は悪いが酸素を必要としないエネルギー産生する代謝系で分解されていきます。水晶体はそうエネルギーを必要とする器官ではありません。能率が悪い代謝系で十分なのです。そこに原料となるブドウ糖がたくさん入ってくると脇の代謝系に流れていきます。脇の代謝系では、アルドース還元酵素によりブドウ糖が還元されソルビトールになります。ソルビトールは代謝されにくいので水晶体にソルビトールとしてたまっていきます。このソルビトールはＯＨ基が六つの炭素にそれぞれ六つもついており、水（H-O-H）のＯＨを引きつけます。高浸透圧物質なのです。水晶体を一個の器官とみると水晶体の中に水を引き込むことになります。水晶体が膨潤して水がたまって小さい水泡ができてきます。これが白内障の初期の変化です。まだ濁るところまでいっていません。水晶体の内部環境が変化して、イオンのバランスも変わり、ついに水晶体のタンパク質が変性して白く濁ってくるわけです。卵の白身は熱すると白くなりますが、熱変性した結果です。タンパク質は変性すると白濁するのです。白内障も進んで熱してくると外から見ても瞳孔の中が白く見えます。白内障といわれるゆえんです。図３・４に皮質白内障といわれる楔状の濁りがある写真を示します。

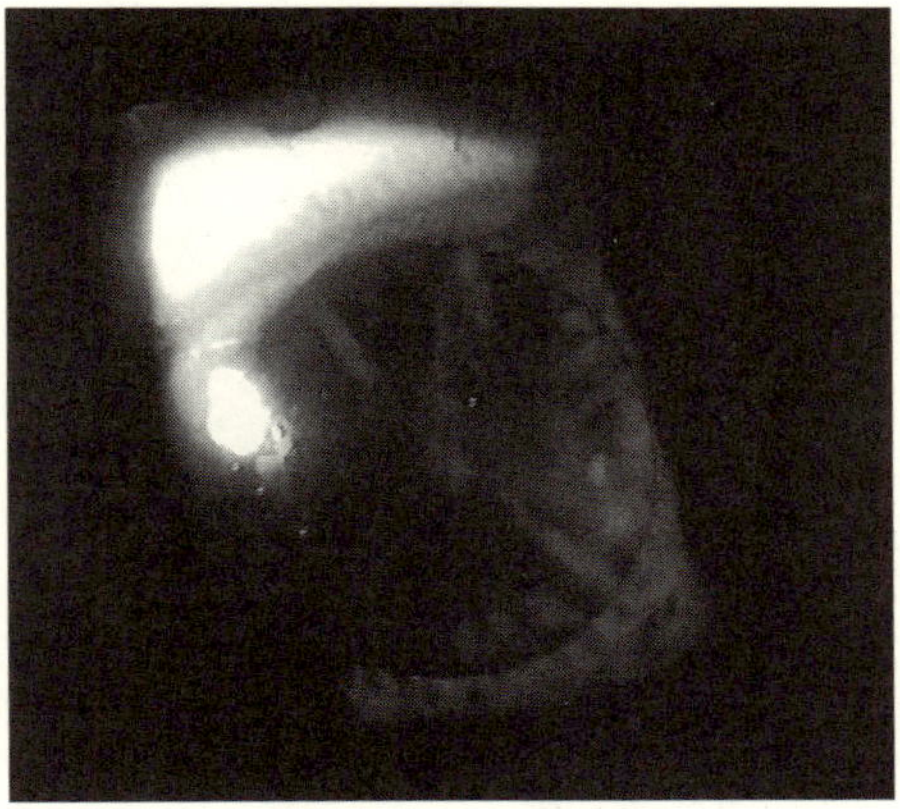

図 3.4　白内障。散瞳してから写した水晶体。楔状の濁りが放射状に見える。水晶体線維にそって濁っているから楔状に見えます。左はしの白く見えるのは照明の反射で白内障ではありません。

白内障で栄養が関係するものにガラクトース血症があります。先天的な疾患でガラクトースという六炭糖の一種を変換する酵素の欠損でおきます。そのような赤ちゃんに乳を飲ませていると、ガラクトースが血中に増えてきます。ではなぜガラクトース血症で白内障がおきるのでしょう。増えた血中ガラクトースは房水中に移行します。それが水晶体にも移行します。普段、ガラクトースは水晶体にはごくわずかしかありません。増えた水晶体ガラクトースはアルドース還元酵素により還元されガラクチトールという物質に変わりたまってきます。これは糖尿病性白内障のときのソルビトールと同じ高浸透圧物質で、水晶体の中に水を引き込み膨潤させます。そしてイオンバランスが崩れ水晶体タンパク質の変性につながり、白内障となります。

ガラクトースはミルクに含まれる乳糖にあります。乳糖はガラクトースとグルコース（ブドウ糖）が結合した二単糖です。この乳糖が腸管で分解、吸収されガラクトースのもとになります。生まれた赤ちゃんのガラクトース変換酵素が生まれつき欠損していることがわかった時点で、乳糖が含まれていない特殊なミルクで育てると、血中のガラクトースも増えず、白内障にもならずにすみます。子供から成長するにしたがい、ガラクトースを変換する別の酵素ができてくるので、乳糖を摂取しても大丈夫になります。

糖尿病性白内障がどのようにできるかは諸説あり、ソルビトール回路説のほかにいろいろ考えられています。ブドウ糖が増えると自己酸化をおこしやすく、過酸化物が生じやすくなります。水晶体のタンパク質などが酸化されて変性しやすくなり、白内障になるという説です。

もうひとつの説は、水晶体の中にブドウ糖が増えると、ブドウ糖が勝手に（非酵素的に）タンパク質に結合してしまうメイラード反応などをおこして、タンパク質を変性させ、最後には白内障にいき着くというものです。ブドウ糖はいろいろなタンパク質に勝手に、ゆっくりですが結合します。その性質を利用して糖尿病の状態を知る血液検査法があります。ヘモグロビンA_{1c}（$Hb_{A_{1c}}$）という赤血球中の血色素のヘモグロビンにブドウ糖が結合したものを定量するものです。血液中のブドウ糖が高くなると$Hb_{A_{1c}}$が高くなります。それもゆっくりと結合するので、赤血球の寿命が一二〇日ほどですからその寿命の平均的なブドウ糖の血中の濃度に比例するわけです。数ヶ月分の血糖値の平均を表す指標となり、糖尿病の状態を表すのに非常によい指標となります。

赤血球は寿命一二〇日ほどですが、水晶体のタンパク質は実は人間の一生と同じなのです。水晶体はその特殊性ゆえ生まれてきたときできたタンパク質は水晶体の一番の中心にたまります。そのあとはその中心から周りに向かって水晶体線維が巻くようになり、その水晶体線維の中にある新しいタンパク質が蓄積していきます。水晶体は中心に一番古いタンパク質をもった組織がありだんだんと新しいタンパク質が巻いてくるように存在しています。その一番古いタンパク質は一生、透明性を保っていけるようになっています。そこにブドウ糖が高濃度になると、その一部が水晶体タンパク質に結合し始めます。それも非酵素的に勝手に結合します。そしてタンパク質の変性がおき、さらに白内障を引き起こすのではないかという説です。

逆に、栄養が悪いために白内障がおきることがあります。いま話題になっているアミノ酸の不足でおきるのがあります。必須アミノ酸の中のトリプトファンが不足すると白内障がおきることがあります。トリプトファン不足はペラグラという皮膚病をおこしますが、白内障もおこします。トリプトファン不足はめったにおきませんが、中国北部に多いコーリャンだけを食べていると、コーリャンのタンパク質にはトリプトファンがないので不足がおきることがあります。

血液中にカルシウムが足りなくなっても白内障をおこすことがあります。血中にカルシウムが足りないと神経がピリピリとしてきます。そして痙攣をおこすことがあります。低カルシウム血症は血中カルシウム濃度をコントロールしているホルモン（パラトルモン）を分泌する副甲状腺の機能低下によりおこります。副甲状腺は頚の前面にある甲状腺の裏側に張り付いている四つの米粒大の小さなものです。甲状腺は蝶が羽を広げたような形をしていますが、米粒が四つ、羽のうしろに張り付いています。その副甲状腺の機能が落ちて、パラトルモンというホルモンが出にくくなると血中のカルシウムが低下します。

カルシウムは、もともと少ない房水中でも減ってきます。そうすると水晶体の透明を維持する機構に影響し、水晶体は白く濁ってきます。白内障を引き起こすのです。水晶体のような器官でも、その機能である透明性維持にカルシウムが重要な役割をしていることを示しています。

第四章　ピントを合わせる

第一節　水晶体と毛様体

眼は自動的にピントを合わせるようにできています。水晶体が膨らむ力を利用しています。調節といいます。水晶体はもともと円形で平べったい形ですが、ほうっておくと真ん中が膨らんで楕円が円に近くなろうとします。そうなるとレンズとしての水晶体は屈折率が高まり、より近くに焦点を合わせます。遠くに焦点を合わせるときは、水晶体のはしに付着しているたくさんのチン小帯を介して引っ張って平べったくするのです。チン小帯の先は輪状の毛様筋が引っ張ったりゆるめたりする力を与えています。毛様筋は輪状筋と縦走筋よりなります。これらの筋肉はおたがいに拮抗してはたらきます。輪状筋がちぢまると水晶体は膨らみ、ピントが近くに合わされます。毛様体の縦

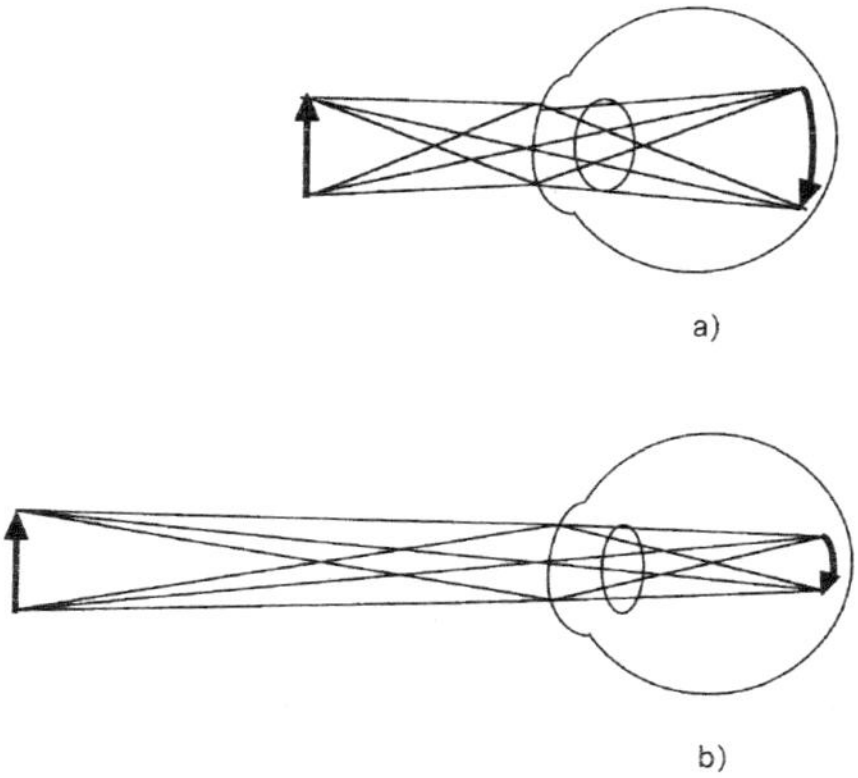

図 4.1　ピントを合わせる。a)近くを見ているときは水晶体が膨らんでピントが網膜に合います。そのときは毛様体の輪状筋がちぢみ、チン小帯がゆるんで水晶体自体のもつ膨らむ力で膨らみます。b)遠くを見ているときは、毛様体の縦走筋が緊張し，チン小帯を引っ張ります。水晶体が平らたになります。遠くにピントが合うようになります。

走筋が収縮するとチン小帯が引っ張られて水晶体を薄く平らにします。ピントが遠くに合わされます（図４・１）。

近くを見たとき、ピントは網膜上に合わせられますが、もちろん自動的におこなわれます。網膜からの信号は脳幹部にある中心核をへて、毛様体の輪状筋を収縮させます。チン小帯を介してゆるむ緊張は水晶体を膨らませ近くにピントが合うことになります。

第二節　老眼は水晶体が硬くなること

老眼という言葉があります。中年からおきる現象なので、あまり聞きたくない言葉です。ピントを合わせる力、調節力が落ちる現象を老眼といいます。水晶体の硬化によるもので、人間の眼の宿命です。年をとっても毛様筋の力は落ちません。老眼はもっぱら水晶体のなせるわざです。なぜ、年とともに水晶体が硬くなるのでしょう。それには水晶体の成長する仕方がからんできます。水晶体の成長はほかの臓器や器官の成長とはきわめて違っています。

水晶体はおなかの中にいるまだ数センチの胎児のときにその原型ができます。その胎児のときにできたものが水晶体の真ん中に一生の間残ります。それを胎生核といいます。もちろん透明のまま一生残るのです。九十歳の人では九〇年前の胎生核が残っているのです。

どのようにして古い組織が残るかというと、水晶体の最外側の赤道部で水晶体上皮細胞が伸展をはじめ、それが長い水晶体線維として伸びて、おたがいに縫合部といわれるところで接合するまで伸びます。周りからくるむように水晶体線維が伸びてきますので、水晶体はだんだんと大きくなります。

年をとっても水晶体線維はたえず新しいものが周りからくるむようにしてきます。そうすると一番古くにできた水晶体線維は、中心に置き去りにされずうっと残ることになります。そして周りにいくにしたがい、だんだん新しくできた若い線維がとり囲むという構造になります。生涯、成長して大きくなるのですから、眼球の大きさは前に述べたように決まっているので、どんどん大きくなる水晶体はそのうちに眼球いっぱいになってしまうはずです。そうなったら大変なので水晶体の大きくなるのを鈍らせる仕組があります。それは古い組織の残る中心部分の水分を減らしてしまって、体積があまり大きくならないようにする仕組です。水分が減った中心は大部分タンパク質ですから、水分が少なくなった分硬くなります。

硬くなった中心部分のことを水晶体核といいます(図2・3)。一番の中心を胎生核といいますが、生まれる前の組織が透明を保ったまま残されており、その一番の外側には生まれたてともいうべき伸展したての水晶体線維が存在します。水晶体の中にひとの一生がそのまま展開しているといっていいでしょう。中心に硬い核をもつ水晶体はその弾力性が犠牲となります。この弾力性こそピントを合わせるために水晶体を膨らませる原動力になっているものです。水晶体は年とともに少しずつ大きくなります。一生涯成長しているといってもいいでしょう。

その代償として硬くなり弾力性が失われピントを合わせる力が落ちます。いわゆる加齢による老眼です。老眼はこのように正常な加齢現象ですので人間の宿命といえるでしょう。というように水晶体はそれ自体まことに特異的でおもしろい特性を兼ね備えているのです。

遠視のひとが年とともにピントを合わせる力が落ちてくると、ピントは遠くに合っているので、近くが見にくくなります。近くが見えないと、新聞をはじめ書類も読みづらくなり不自由になります。早めに近方を見るための、いわゆる老眼鏡をかけなければなりません。若いとき目がよすぎる遠視の人は、早く老眼鏡が必要になるというわけです.

実は、近視の人のほうが老眼が早くくることが多いのです。老眼は近視の人のほうが早く調節力が落ちやすいので早くくるはずです。ですが、近くが見えるので、不自由しないので老眼としての自覚がとぼしいのです。近視の人は眼鏡を外して書類を見るようになります。その行為そのものが老眼の現象です。

水晶体はその核が硬くなるという加齢現象のため弾力性が失われ、結果としてピントを合わせる調節力が低下していきます。ピントを合わせるためにはたらく毛様体の筋肉は意外と老化しにくく、かなりの年まで力は衰えないのですが、もとの水晶体が硬くなるため毛様筋の力を発揮できなくなるのです。

第三節　子供の近視

老眼は水晶体が硬くなりピントを合わせる力が落ちてくることが原因です。一方、ピントを合わせる力が一番大きい時期は十代の半ばです。しかし、そのころ眼鏡をかける子が増える時期でもあります。

学校近視という言葉があります。小学校高学年から中学校にかけて眼鏡をかける学童が急に増えます。この時期は、急速に身長が伸びる時期とも一致しています。

いまの世の中、都会ではもちろん、田舎でも子供達は外で遊ぶより、家の中でテレビ、ゲームと遊ぶようになりました。もちろん、塾やお稽古と勉強に子供も忙しく、近くを見ることも多くなります。本、アニメ、まんがと、家でも学校でも近くを見ることばかりです。自分の目のピントを合わせる力より近くでものを見続けていると、そのずれがもとで近視が進みやすくなります。はじめは子供はピントを合わせる力を強くはたらかせすぎて、いわゆる調節緊張または調節痙攣という状態になります。昔は仮性近視といいましたが。こういう状態が続くと本当の近視となってしまいます。そして眼球も前後に長くなってきます。近視眼は眼球の前後径が長くなってしまうのです。成長ホルモンがはたらく時期、子供の成長期が一番、近視が進みやすいのは成長ホルモンと関係があります。

実験的にひよこの目を半分だけ半透明の膜で隠して見づらくしておくと、隠した半分の眼球部分だけが成長して膨らみ長くなって近視になってしまったのです。このとき、成長ホルモンも作用するでしょうが、局所的な成長因子がはたらいているとおもわれます。ひとでも、とくに成長期で片眼だけのブドウ膜炎や網膜剥離などのあと見づらくなると、その目だけ近視が進んでしまうことは多いのです。

暗いところで、見づらいものを近づきすぎて見ることが一番近視を進めてしまうことになります。

第五章　網膜と光の恩恵と害

第一節　網膜の酸化ストレス

網膜は光を受けると、光に反応し、網膜神経細胞の反応に置き換え、そして光としての映像を情報処理してさらなる上位中枢の大脳後頭葉に伝えます。網膜は実は中枢神経の大脳が目玉の底に張り出したものです。大脳は栄養をたくさん必要とする臓器です。網膜も酸素と栄養のもとになるブドウ糖を多く必要としています。そのため網膜は血流の多い組織です。ゆえに、網膜は酸素と光の影響を多く受けます。光と酸素は細胞や組織で酸化を促進します。その結果は過酸化物の攻撃を受けます。酸化ストレスが多いところです。そのためにその活性酸素や過酸化物を除去するシステムが網膜には発達しています。スカベンジャーシステムともいわれます。

網膜はビタミンCやビタミンEに富んでいます。ハンガリーのセント・ジョルジュという有名な生化学者がノーベル賞を贈られたのは網膜にあるビタミンCの発見と研究によるものです。ビタミンCは水溶性ビタミンですし、ビタミンEは脂溶性ビタミンでともに酸化を防ぐ役割があります。ビタミンCは主に細胞の中も外も水に溶けた部分の抗酸化を受け持ちます。ビタミンEは細胞膜に多い脂肪の抗酸化に役立ちます。網膜の視細胞にある細胞膜の脂肪酸は酸化されやすい多価不飽和脂肪酸を多く含みます。この脂肪酸が多いと細胞自体やわらかくなります。光を感じる機能にはやわらかいほうがいいのですが、酸化されやすくなってしまいます。そこでビタミンEが活躍するのです。

第二節　網膜の栄養

網膜はその栄養系が特異的です。網膜は眼底の底に張り付いた薄い膜です。その薄い膜でも構造的には一〇層に分かれた複雑なものです（図2・4〜2・6）。

そのうち網膜中心動脈からの毛細血管は内層の半分しか分布していません。外層の半分には血管が分布していないのです。では外側の半分の栄養はどのように供給されているかというと、網膜と強膜の間にある血管に富んだ脈絡膜から網膜色素上皮を通して栄養は送られてきます。網膜の外側には視細胞という光を受けてその信号を細胞興奮という神経細胞の情報に変換する細胞群がいます。それら視細胞の栄養を脈絡膜-色素上皮という経路を通しておこなっているのです。

その先の双極細胞や神経節細胞は網膜中心動脈系で栄養されます。そしてそれらの神経細胞を介して脳のほうに「見る」という情報は伝えられます。

脈絡膜や網膜は血管に富んでいます。網膜の血管は外から瞳孔を通して見えます。血管の状態を知りたいときはいわゆる眼底検査をします。網膜の血管が裸で見えます。動脈硬化があれば一目でわかります。赤い点が見えるときそれが小さな出血なのか、マイクロアノイリスマ、すなわち毛細血管瘤なのかわからないときがあります。細い静脈が炎症をおこしているか直接見えるのですが判

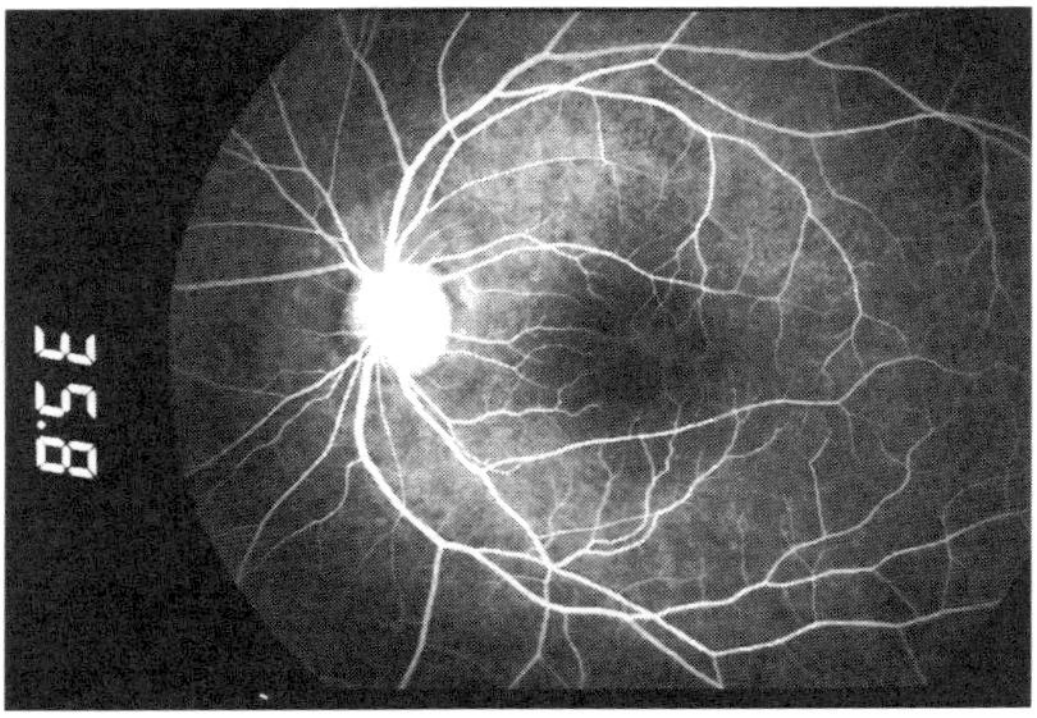

図 5.1　蛍光造影写真。視神経乳頭からの網膜中心動静脈がフルオレッセインという蛍光色素により写しだされています。左の数字はフルオレッセインを静脈注射してからの時間で 35.8 秒たっていることを表しています。普通は漏れてないところから蛍光色素が漏れ出たりすることで、病変の詳細を調べることができます。

断できないときがあります。そのようなときに静脈に蛍光色素を注入して網膜の血管を鮮明に写しだす方法があります。蛍光造影撮影です（図5・1）。蛍光色素にはひとに害のないフルオレセインを使います。お風呂の緑色の入浴剤に使われる蛍光色素と同じものです。もちろん、もっと精製されています。血管の瘤か出血かも区別できますが、血管の走行異常や普通は漏れない血管の透過性の変化など炎症や血管壁の機能変化が一目瞭然でわかります。また一見正常に見える網膜でも血管が詰まって血が通わなくなっている無血管の領域などもすぐわかります。このように網膜の血管の異常を感知しその病態を詳しく調べることができるのです。

もっと深い脈絡膜の血管と血の流れを調べる方法もあります。インドシアニングリーンという色素を用いる方法です。図5・2がその写真です。視神経からでて細めなのが網膜中心動静脈ですが、ぼんやりとやや太めなのが脈絡膜の血管です。

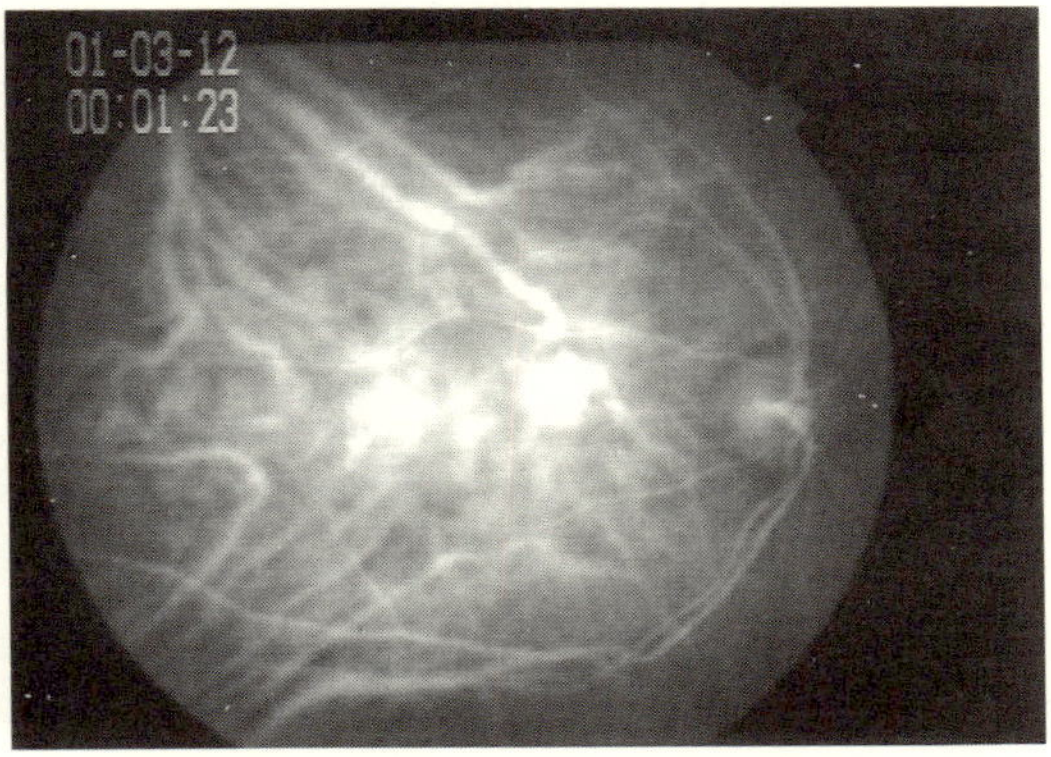

図 5.2　インドシアニングリーンの蛍光眼底写真。インドシアニングリーンという色素を静注して眼底写真を撮ると、網膜中心動静脈のみならず、網膜より深い脈絡膜の血管を写しだすことができます。やや太く写っているのが脈絡膜の血管です。

第三節　網膜剥離

網膜は色素上皮を通して脈絡膜血管から栄養を受けています。網膜と色素上皮は接していますが、接着していません。網膜に穴があくと網膜の下に硝子体から水が流れ込み、網膜は剥がれていきます。いわゆる網膜剥離をおこします。

網膜が剥がれてしまう網膜剥離は眼特有の病気です。剥がれた網膜は光を感じる能力がなくなります。なぜでしょう。前に述べたように網膜は、その下に接している色素上皮を通して脈絡膜の血管から栄養を得ています。剥がれてしまった網膜はもはや栄養を脈絡膜から得ることはできません。網膜の栄養にもうひとつの血管系があります。視神経乳頭から視神経と一緒に眼球に入ってくる網膜中心動脈です。この中心動脈は視神経乳頭からでて、網膜の表面を這うように分岐しながら周辺に広がり血液から栄養を補給します。実は網膜は非常に薄いのですがその前の

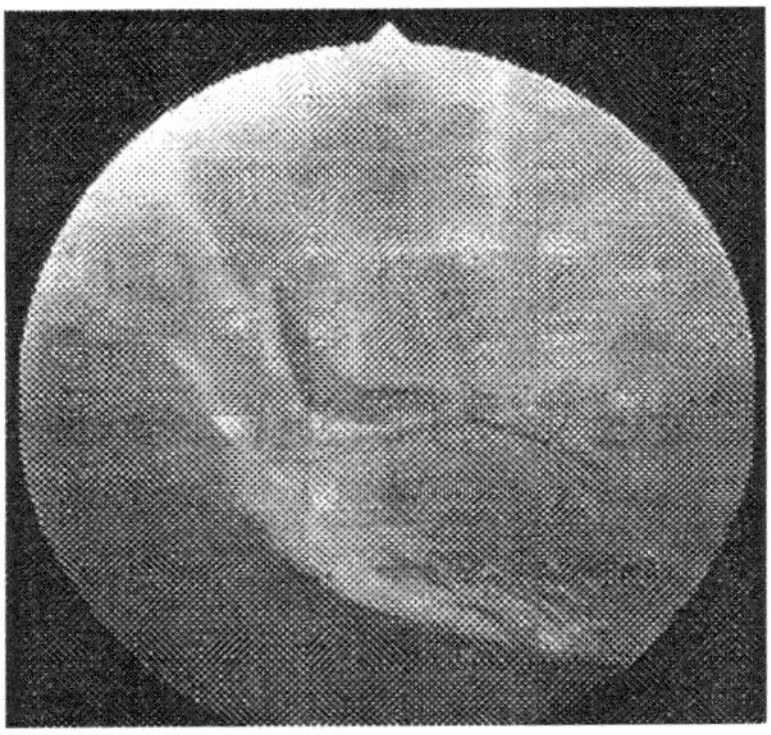

図 5.3　網膜剥離。中央にブーメラン様の三角の裂孔があり、それを中心に網膜が剥離している。網膜に皺がよって剥離しているのがわかります。

表面のみに栄養を補給します。後面は脈絡膜からの血管から栄養を受けています。網膜剥離で後半分の栄養が絶たれた網膜はもはや機能しません。だから光を感じなくなるのです。図5・3はブーメラン様の三角の裂孔を伴い、その周囲が剥がれている網膜です。皺がよっています。

剥がれたままになった網膜は光を感じなくなります。そのままにしておくとどうなるでしょう。網膜に栄養を送る色素上皮細胞と離れてしまうので、栄養を絶たれている網膜の外側の細胞はだんだんと死んでいきます。その一番の外側にある細胞が光を感じる視細胞なのです。光に敏感なビタミンAを利用して光を感受している視細胞です。約一週間剥がれていると視細胞は死んでいきます。そして一ヶ月も剥がれたままになっていると、完全に視細胞は死んでしまいます。そのときに網膜剥離の手術、すなわちもとのように網膜と色素上皮に接着させる復移手術をしても、もはや見えるようにはできません。網膜剥離の手術は少なくとも一週間以内に、できるだけ早く行う必要があります。ものを見る中心の黄斑部が剥がれたときは、とくに早いにこしたことはありません。剥がれた網膜も早めにもどして、網膜-色素上皮の関係を回復すると網膜もその機能を回復して

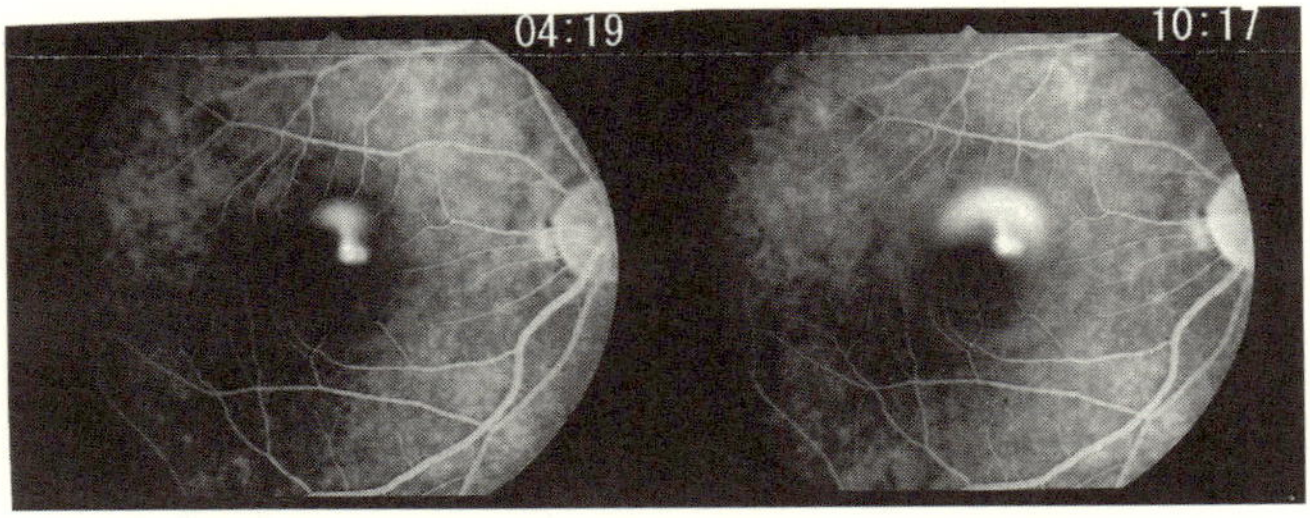

a-1)　　a-2)

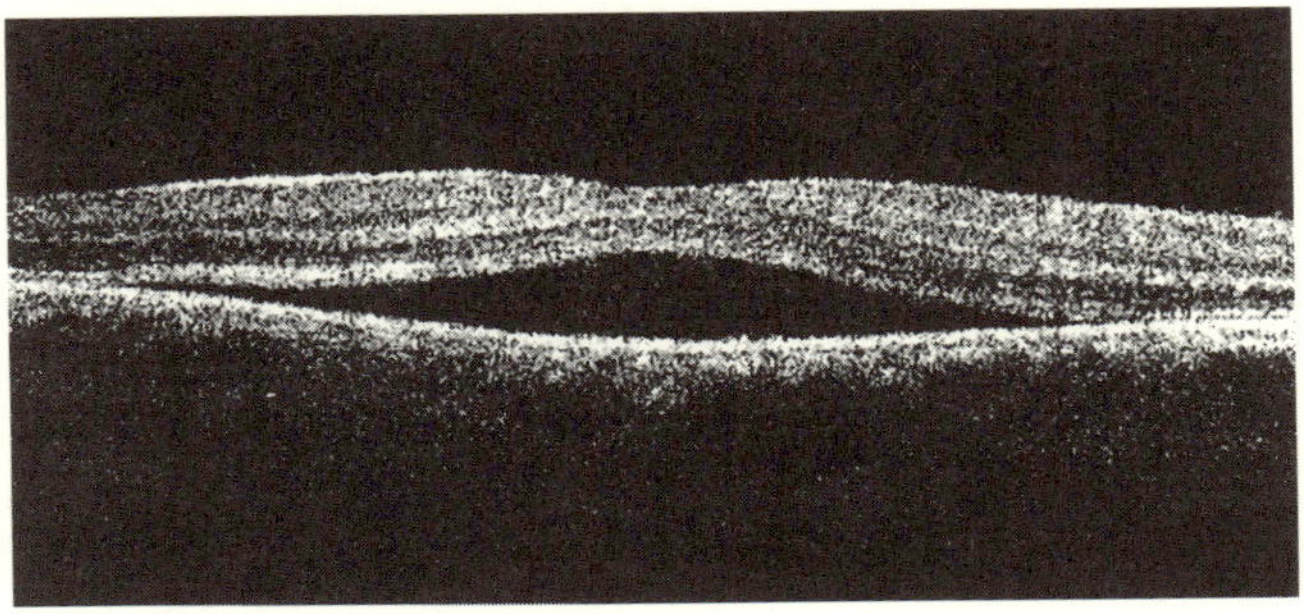

b)

図 5.4　中心性網膜症と色素上皮障害。図 5.4 a−1)、a−2) の蛍光眼底写真では真ん中よりの右に色素上皮層より吹き出して見える蛍光の漏出が認められます。漏れ出た血清成分は網膜の下にたまり、網膜を剥がして持ち上げます。b) は光干渉断層法 (**OTC**) ではっきりと中心の黄斑部分が剥がれているのがわかり、中心性網膜症という状態になります。図 2.7 とくらべてみてください (戸田和重氏提供)。

見えるようになります。

網膜が色素上皮から剥離するもうひとつの病気があります。中心性網膜症といい、黄斑部というものを見る中心が剥がれてきます。忙しい中年男性に多い病気です。男性が八五%と圧倒的に多いのです。この病気はストレスが原因といわれています。しかし、ストレスがより多くなったといわれる現在は、むしろ減っています。ストレスもいろいろあるのでしょう。

この網膜剥離では網膜に穴があくことはありません。穴があいてなくとも網膜が支持組織の色素上皮から剥がれてしまうのは、網膜に問題があるのではなく支える色素上皮とさらにそれを支える脈絡膜の病的状態が原因です（図5・4）。このとき網膜と色素上皮の間には水がたまりますが、血液のうち血球がない血漿成分がたまってくるので栄養に富んでいます。その栄養を利用できるため剥がれた網膜は光を感じることができます。でも、正常な状態とはほど遠いので網膜細胞は障害を受けてきます。網膜の視細胞には四種類あります。明暗を感じる桿体細胞、それと三種類の青、赤と緑を感じる錐体細胞の四種類です。そのうち一番障害を受けやすいのは青錐体細胞です。青色錐体細胞が障害を受けると、青の補色の黄色が優位になり、中心性網膜症をおこすとその部分は黄色っぽく見えるようになります。

中心性網膜症は自然治癒することが多く、一～二週で腫れもひいて、視力も落ちないですみます。しかし、再発することがあるので、再発を繰り返したりすると視力が落ちることがあります。

第四節　網膜は中枢神経

網膜は大脳や小脳のような中枢神経系に属します。中枢というくらいですから実は大事なものとして保護されなければならない存在なのです。大事なものですから血管に富み、酸素や栄養は十分に送られてきます。必要な物質は必要なだけ取り込まれるようになっています。しかし、中枢神経にとって有害なものは取り込んだり侵入しないようにしなければなりません。中枢神経にいっている血管の壁とそれをとりかこむグリア細胞（膠質細胞）によって、一種のバリアーがあります。それを血液‐脳関門および血液‐網膜関門とよんでいます。

たとえば、水銀は中枢神経系にとって有毒です。無機の形の水銀はこの血液‐脳関門を通れませんので、害をおよぼしません。しかし有機水銀であると中枢神経系に多い脂質となじむので、バリアーである血液‐脳関門および血液‐網膜関門を通ってしまいます。そして脳の特定部位に沈着して害をおよぼします。無機の水銀を排出した工場排水が、魚貝類の体内で有機水銀に変えられ、それらを食べた人達が水俣病になってしまったのです。視野狭窄もその症状のひとつです。

まえがきで述べたように、飢餓のとき筋肉は一番早く痩せていきますが、頭の中や眼球は痩せません。ブドウ糖はエネルギーのもとですからもちろん中枢神経系に取り込まれますが、インシュリンの影響を受けないトランスポーターにより取り込まれるのです。それで糖尿病のときはインシュリンがはたらかなくなりますので、筋肉などにはブドウ糖が取り込まれなくなります。それがもとで高血糖になります。さらに、糖新生といって、タンパク質が分解されアミノ酸となり、それらがブドウ糖を新生する方向に代謝が向かいます。さらなる高血糖を引き起こします。そして、筋肉などは痩せてきます。しかし、中枢神経系の脳や網膜は高血糖のほうがむしろブドウ糖を取り込みやすくなりますので、痩せてはきません。これも脳や網膜が高血糖でも保護される機構なのです。

第五節　ビタミンＡのリサイクル

栄養素は普通、動脈系などを介して、外から取り入れ、それらを利用し、そして不要な形にして静脈系などを介して排泄します。それが栄養の流れです。そのためにたえず外から補給する必要があります。

食物の中で微量な物質で、かつ、かなりの量をたえず必要としているものはその臓器の中でリサイクルしたほうが能率的です。そのような物質のひとつにビタミンＡがあります。

ビタミンＡは不足すると夜盲症になります。見るという機能に直接かかわる重要なものです。光を直接感じる網膜の中にあります。網膜の視細胞の外節というところです。さらに外節の円盤というところに光を感じる物質が並んでいます。円盤のビタミンＡはオプシンというタンパク質に結合します。結合するとロドプシンというタンパク質になります。ビタミンＡはくるまれるようにオプシンと結合しています。このときのビタミンＡはアルデヒド（ＣＨＯ）の残基をもっています。レチナールといいます。これがオプシンのリジンのアミノ基とシッフ結合しています。暗いところではビタミンＡはシス型です。シス型は光に不安定なので、光がくるとトランス型にすぐ変化します。そのときの信号が伝わり視細胞の興奮となり、光刺激を受容する最初の反応となります。円盤上のトランス型ビタミンＡは酵素のはたらきにより、またシス型に変換されます。

そのように何回も光によりシス-トランス変換が行われますが、視細胞の外節は少しずつ伸びていきます。伸びていく先には色素上皮細胞があり外節の上端がくびれ、そのくびれごと色素上皮細胞に貪食されます。食べられてしまうのです（図５・５）。その色素上皮細胞でビタミンＡはアルデヒド型からアルコール型になります。ビタミンＡは再び視細胞の今度は内節に運ばれます。そこでアルデヒド型に再び変換され、内節で合成されたオプシンタンパク質に結合してロドプシンとなりま

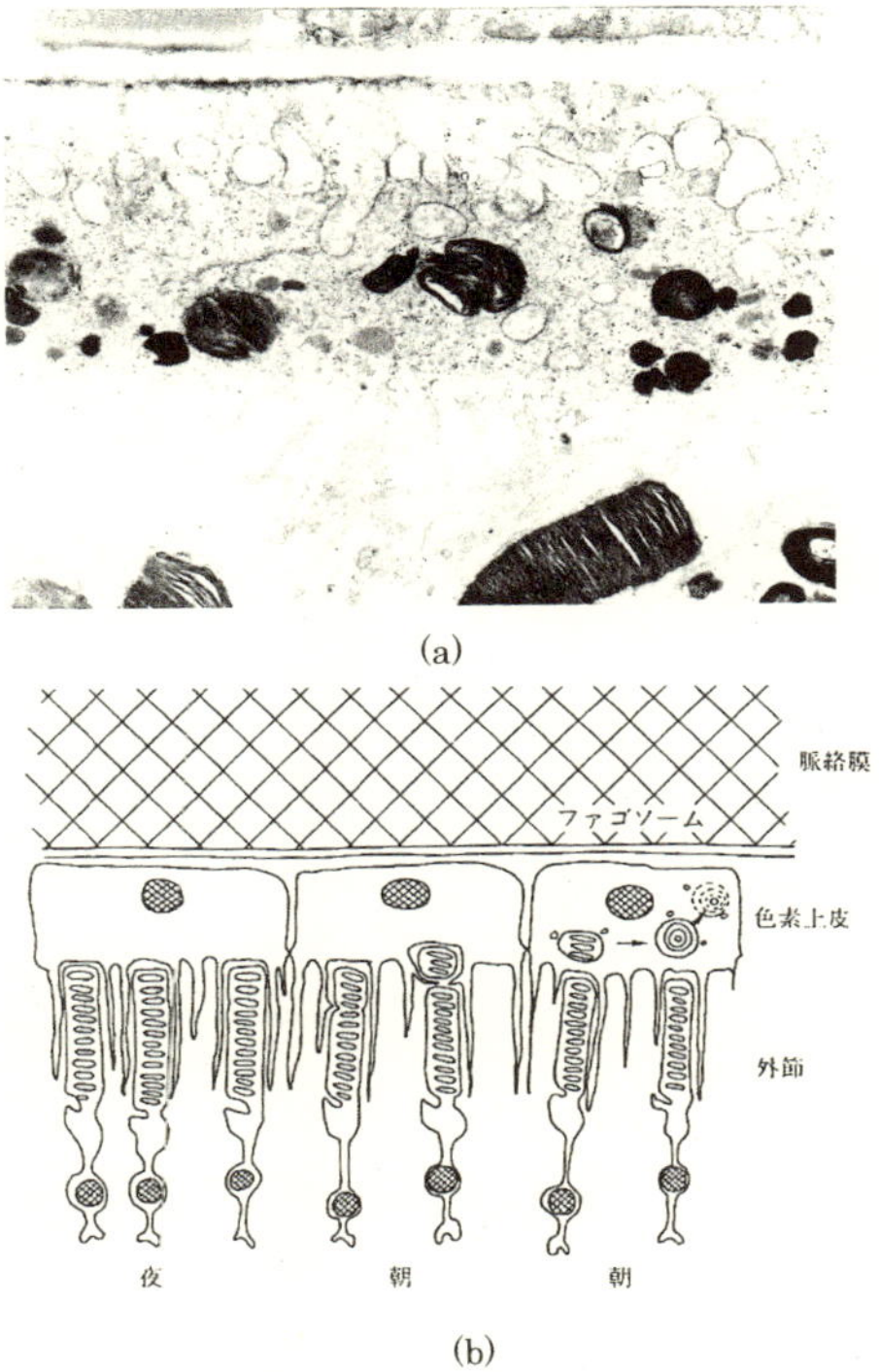

図 5. 5　色素上皮の貪食。(a)視細胞は一生死にませんが、細胞成分はたえずリニューアルされます。それには光を感じる外節も含まれます。その外節はたえず伸びているので、外節の先端はくびれて外節小片が色素上皮細胞に食べられて（貪食されて）しまいます。(b) の模式図では、貪食が朝の明るくなったときにピークになることを示しています。(b)貪食された外節小片はタンパクや脂質の分解酵素のはたらきでばらばらにされます、そのうちビタミンＡは再利用されるルートにもどされます（(a)宇賀茂三氏提供、(b)水野有武、光・眼・視覚、産業図書（1996））。

す。そして外節の円盤に運ばれ、光に反応する光受容を繰り返します。

ビタミンAはこのように血液から色素上皮細胞に取り込まれ、視細胞内節から外節に運ばれ光受容という眼に一番の機能を担うのです。そして、色素上皮細胞に貪食され取り込まれます。ビタミンAは図5・6のように視細胞と色素上皮細胞の間を循環して利用されます。リサイクルされているのです。

ビタミンAはリサイクルしていますが少しずつ血液の中に失われていきます。不足したビタミン

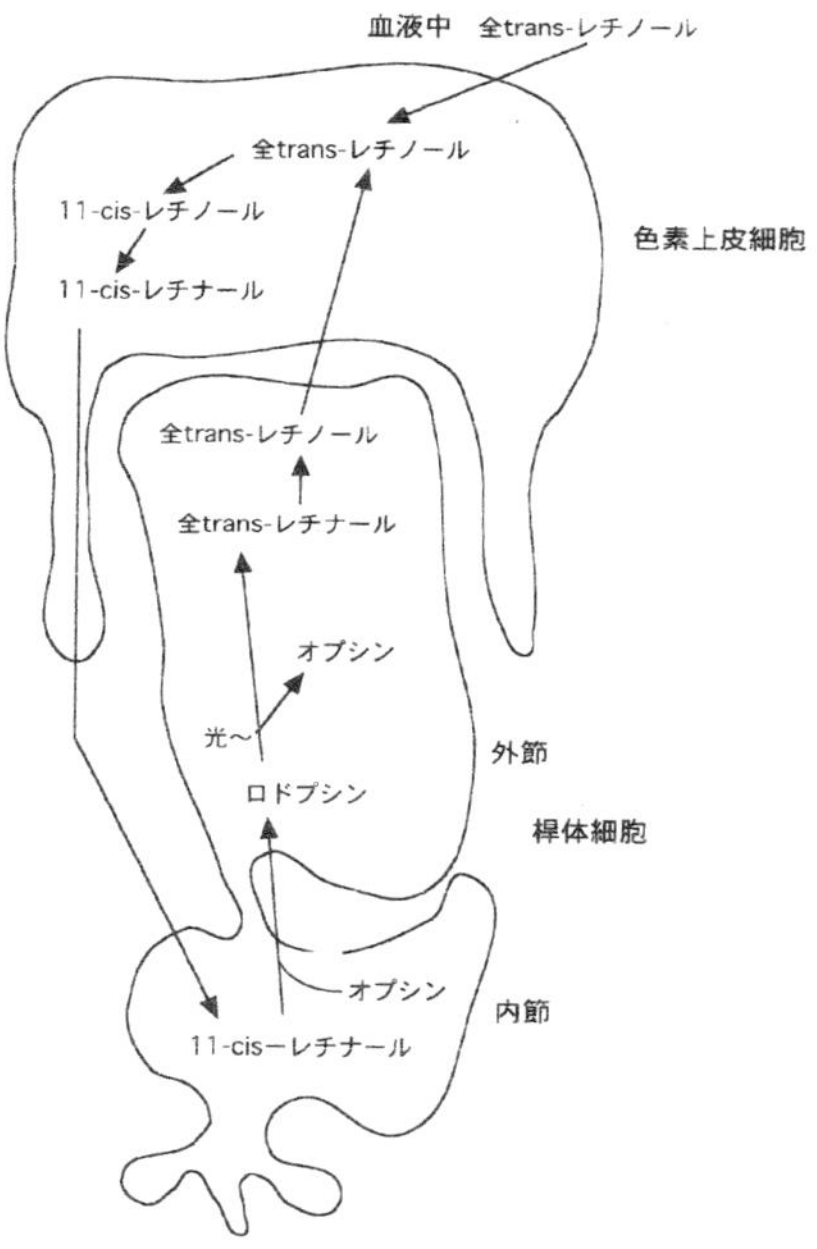

図5.6　ビタミンAのリサイクル。ビタミンAは脈絡膜の血液よりたえず補給されていますが、網膜視細胞と色素上皮細胞の間でリサイクルされています。レチノール：ビタミンAのアルコール型、レチナール：ビタミンAのアルデヒド型。

Aは脈絡膜の血管から色素上皮細胞に補給されます。そのおおもとのビタミンAは肝臓に貯蔵されています。ビタミンAが不足してもまず肝臓に貯蔵されているビタミンAが放出されていきます。結果、血中のビタミンA濃度は維持されるので夜盲になることはありません。もっとひどい栄養失調では肝臓のビタミンAも枯渇してきます。そうなるといけません。血中のビタミンA濃度もついに下がります。そして網膜の視細胞の外節と網膜色素細胞の間でリサイクルするビタミンAが不足してきます。光に反応する本体の感度が落ちてきて、明暗を感じる桿体細胞の機能が落ちて、暗いところでの光を感じなくなり夜盲となります。最初は薄暗いところで見えづらくなります。そのくらいのところでビタミンAが補給されると、網膜の感度はもとにもどります。また光の明暗がかなり暗いところでもわかるようになります（図5・7）。

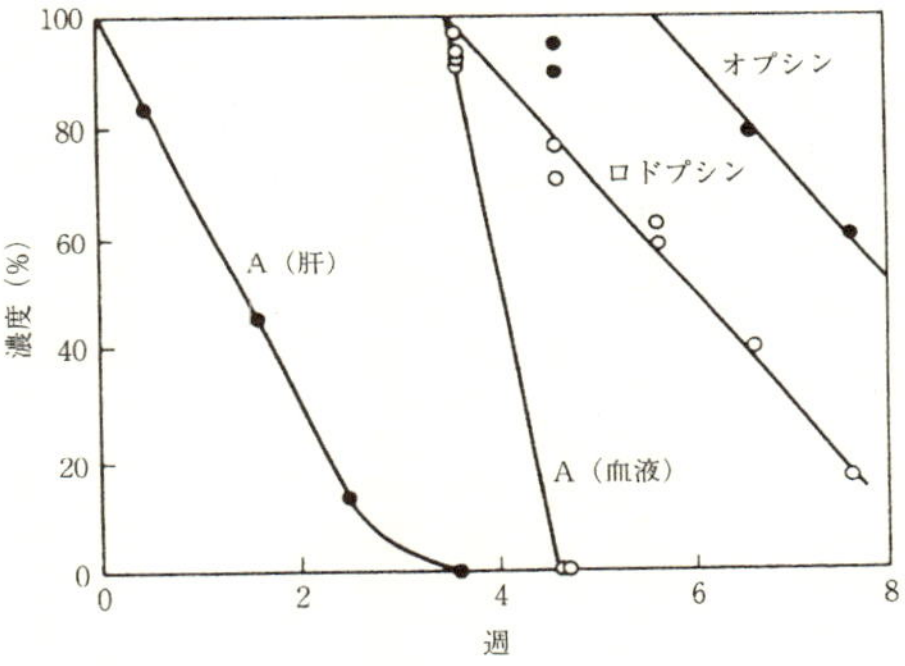

図5.7　ビタミンAの各組織中濃度（ラット）。ビタミンAはまず肝臓に蓄えられています。ビタミンAが不足すると肝臓のビタミンAから消費されていきます。肝臓の貯蔵がほぼ**0%**近くになると、今度は血液中のビタミンAが減少します。そして大事な網膜では最後まで減少しないように守られています。でも、それより少なくなるとロドプシンも減少します。夜盲症になります。さらに不足するとタンパク質のオプシンが壊れて減少します。こうなるとビタミンAを再投与しても回復はむずかしく盲となってしまいます。

しかし、ひどいビタミンAの不足が長く続くとビタミン

Ａのリサイクルによる視細胞外節の再生ができなくなります。そして視細胞自体の崩壊がはじまってしまいます。死んでしまった視細胞は再生することはできないので、しまいには完全に見えなくなってしまいます。

また、ビタミンＡが不足すると角膜乾燥症を引き起こします。それに対してビタミンＡは効きます。それもビタミンＡの酸化された形のレチノイン酸でも効きます。

ビタミンＡは網膜の視細胞の中での桿体細胞でオプシンというタンパク質と結合し、ロドプシンという光を受けると敏感に反応する光受容物質となります。色を感じる三種の錐体細胞では、三種のオプシンに似たタンパク質とビタミンＡが結合して、それぞれ特有の波長に反応しやすい光受容物質があります。

バイアグラは人のＥＤ（勃起不全症）の治療薬として有名ですが、これを使用したときの副作用のひとつに視覚障害、彩視症と光視症があります。バイアグラはＰＤＥ５という酵素を阻害してサイクリックＧＭＰの濃度を高めます。このサイクリックＧＭＰが一酸化窒素（ＮＯ）の作用を増強する結果、陰茎の静脈血管を拡張して勃起を持続させます。網膜では光が当たるとＰＤＥ５の仲間のＰＤＥ３が活性化されます。そうすると網膜中のサイクリックＧＭＰは減ります。そのことが網膜視細胞の興奮となり、光を感じることにつながります。バイアグラは直接、網膜のＰＤＥ３を阻害しませんがアイソザイムといって同じ酵素の仲間ですから、少しは影響を受けるのでしょう。ひとによっては使用中または使用後、見えないところに色や光が見えてしまうのです。意外なところに副作用が現れる原因があるのです。

最近、バイアグラ服用後、視力障害をおこしてしまう例が少数ですが報告されています。これらのひとは糖尿病や高血圧をともなっています。ですが、この酵素ＰＤＥ５が直接関係してはなさそうです。

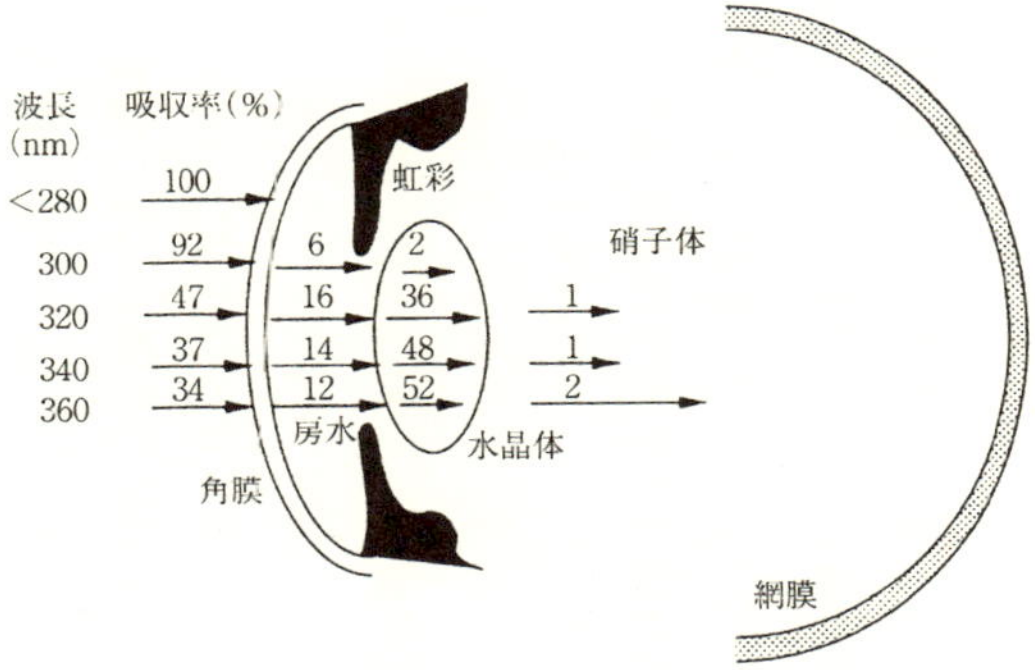

図 5.8　紫外線は眼の透明な部分で 100％吸収される。紫外線の波長別に各組織による吸収率。いずれにしろ紫外線は途中で 100％吸収されます（水野有武、光・眼・視覚、産業図書（1996））。

網膜は光を感じ受容する組織ですが、光のうち有害な紫外線は到達しません。有害な紫外線は角膜と水晶体、そして硝子体ですべて吸収してしまうのです。紫外線がなぜ有害かというと、直接的には細胞核にある核酸のＤＮＡに紫外線そのものが作用して壊わしてしまうからです。間接的には紫外線により活性酸素のような過酸化物が発生し、それらによりＤＮＡやタンパク質が変性してしまうからです（図５・８）。

紫外線のような有害な光線でなくとも、可視光線の中の波長の短い青い光でも活性酸素のような過酸化物を少しですが発生させます。光が直接当たる細胞や組織は他の細胞や組織より過酸化物により曝されることになります。そのため眼の細胞や組織は防御する機構をはたらかしています。眼の組織には、過酸化物をもとにもどす生体還元物質といわれる、ビタミンCやE、そしてグルタチオンなどの物質群が他の組織よりも多く含まれています。

ビタミンCは網膜から見つけられました。網膜は神経組織であり大脳と同じ中枢神経です。神経というのは脂肪が多く、過酸化脂質として過酸化物を生じます。それをもとの還元状態にもどす主要なものはビタミンEです。ビタミンEは脂溶性といって油になじみやすく細胞や組織の脂肪部分に入り込みやすくなっています。過酸化脂質などを消去する役割をになっています。生体は油部分よりも水の部分が多いものですがその部分の過酸化物を消去する主役はビタミンCです。

そのほか抗酸化作用のある物質はたくさんあります。身体によいといわれる物質の多くは主作用でなくても抗酸化作用のある物質です。カロチノイド、フラボノイド、ポリフェノール、ビタミンB類などです。最近、話題のコエンザイムQ10も抗酸化作用をもっています。

第六章　光の通り道と暗箱

第一節　硝子体

硝子体というのは眼球の中、大きな球形の空間の大きな部分を占める九九％水でできたゲル状の液体です。水を九九％含むものの本体はヒアルロン酸です。ブドウ糖が長くつらなった多糖類です。最近ではお肌の潤いを保つための保水剤として化粧品にも使われます。類似の物質は紙おむつや生理用品にも吸水剤として使われたりします。ヒアルロン酸は水を吸収しやすく、吸収して一〇〇倍にも膨潤します。そして透明な眼球の詰めものとしてつかわれています。ヒアルロン酸だけでは形が定まらないので、細く長いコラーゲン線維を立体的な編み目にめぐらしています。その編み目の間に膨潤したヒアルロン酸が詰まっていると考えてください。

この硝子体は眼球前方で水晶体とそれを吊っているチン小帯とチン小帯がでている毛様体に接しています。後方半分では網膜と接しています。とくに網膜を眼球後面に押し付けて安定させる役割があります。というのは網膜は特殊な構造をしています。網膜が後の組織と癒着している部分は視神経乳頭と網膜周辺の鋸状縁といわれるところだけで、あとは網膜の下の色素上皮という一層の細胞層と接しているだけなのです。網膜に穴があくとそこから剥がれてしまいます。これが網膜剥離です。網膜にはもちろん穴はあいていませんから、硝子体によりしっかりと眼底に押さえつけられています。その押さえる力は眼圧（眼内圧）によるものです。硝子体はゲル状なのでこれを通して

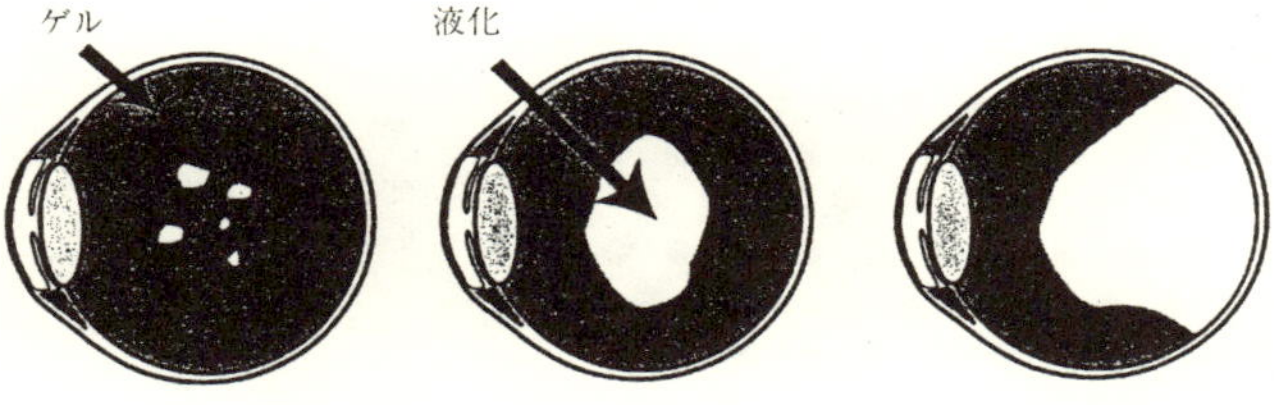

図 6.1　硝子体の液化。硝子体は代謝が非常に少ないところです。それでも加齢に応じて硝子体自体の性質が少しずつ変化します。そのひとつが硝子体自体の液化で、中心からはじまり、後方へと広がります。**50〜60** 歳ぐらいで網膜に接している硝子体膜が剥がれます。そのとき飛蚊症を自覚しやすい時期となります。

の物質の移動はほとんど行われませんが、網膜からの水晶体の透明性維持に必要なある種の因子などは通ります。

硝子体はゲル状をしていますが年をとるにしたがい、ゲルが液化してきます。図6・1に示すように、若いうちは硝子体の真ん中がわずかに液化しているだけです。だんだんと液化する部位が大きくなります。さらに大きくなり、液化が後のほうに広がり、五十〜六十歳代で網膜を押さえつけていた硝子体膜が突然に剥がれてしまいます。そのとき視神経のところの硝子体膜も剥がれちょうど小さなドーナツ状の濁りが中空に浮くことになります。

明るい背景を見ると、虫が飛んで見えるようになります。飛蚊症です。飛蚊症には蚊のような虫とか糸くず、すす、クモの巣などさまざまな見え方がありますが、多くは硝子体の中の混濁によります。とくに白い壁、青い空を見たときに、よりはっきり見えることが特徴です。変わらなければいいのですが、急に砂を撒いたように増えたとか、大きく濃くなった、全体に広がったなど、変わって見えるようになったときは、網膜剥離や硝子体出血のことがあるので、いそいで眼科の診察を受けなければいけません。

第二節　角膜と強膜

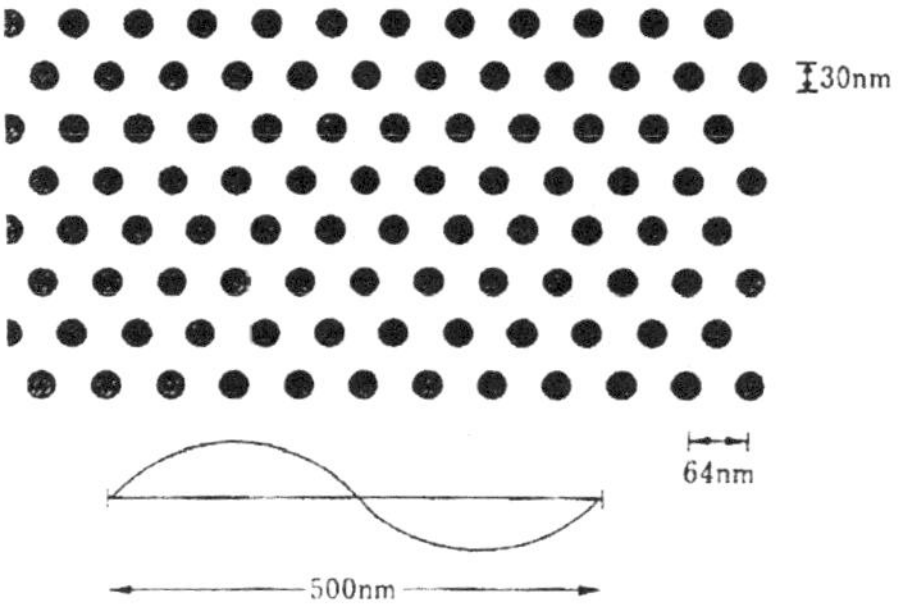

図 6.2　角膜のコラーゲンの均一な並び。コラーゲンはその線維が均一に並ぶことにより光が通るので、透明となります。**500nm** は可視光線の波長です。

角膜や強膜の主成分はコラーゲンです。かたや透明で、かたや不透明な白色です。コラーゲンは細胞の外にあって細いタンパク質の線維が三本束になったものです。そのコラーゲンタンパク質の線維はまた、おたがいに架橋しあって結合し合うので丈夫な線維や膜をつくることができます。結合織といわれるものです。

結合織が透明な組織になるには、その結合織はある特殊な構造をとる必要があります。その特殊な構造とはコラーゲンの線維がきれいに等間隔に立体的に並ぶことです（図６・２）。さらに、立体的に並んだコラーゲンは均等な厚さの層状構造を形作ります。角度を変えながら重なり合っていきます。光をよく通すととも

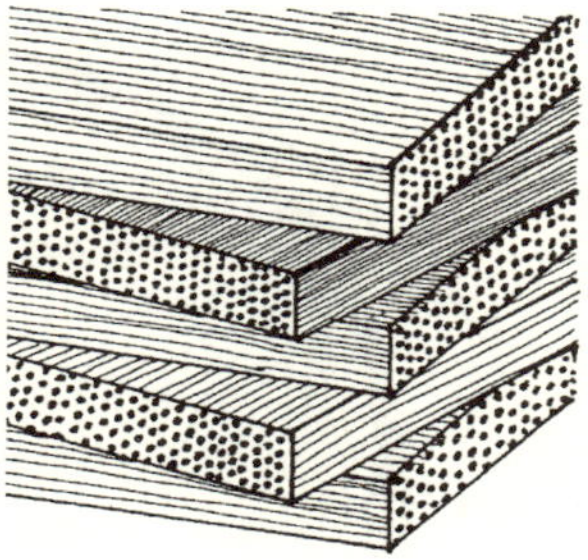

図 6.3　角膜の層状構造。コラーゲン線維は均一に並び層状となります、その層がたがい違いにかさなることにより強度が増すのです。

に、層状のものが角度を変えて重なることでコラーゲン線維が本来もつ強靭さがさらに増すのです（図6・3）。

不透明な白色の強膜は、コラーゲン線維の並び方はばらばらで、まったくのアトランダムです。そうなると光はてんでバラバラの方向に散乱されます。あらゆる波長が散乱されるので、見た目は白色です。

それに引き換え、アトランダムでなく、きれいに等間隔で並ぶとすだれの原理で向こう側が透けて見えます。角膜では等間隔に並んだコラーゲン線維同士の間に水を含んだ透明な多糖類のコンドロイチン硫酸などが詰まっており、ほとんど透明に近い構造となっています。

身体の中にはコラーゲンを主体とした組織が多いのですが、ほとんど不透明です。並び方が等間隔でなくおたがい入り組んでいることが多いのです。皮膚や血管、筋膜、腱などなどです。

アルカリ性溶液はタンパク質を溶かします。酸性溶液はタンパク質を凝固させます。眼に化学薬品溶液が飛び込んだとき、より危険なのはアルカリ溶液です。角膜はとくに化学的火傷のあと透明性を保てなくなり、白濁してしまうことがあります。強いアルカリなんて身近にないようですが意外にあります。トイレや下水掃除用アルカリ洗剤やカビ取り洗剤です。生コンといわれる生コンクリートも強アルカリです。

電気性眼炎とか雪目といって強い直射日光や溶接の光を直接、見続けると角膜上皮細胞が障害されて涙ぽろぽろ、非常にまぶしく、非常な痛みをともないます。強い光の中の紫外線や青い成分の光により角膜上皮細胞に活性酸素が生じ、それによって細胞が障害されてしまうのです。

紫外線はもちろん網膜にとっても有害です。角膜、房水、水晶体と最後は硝子体で吸収されるので、網膜には紫外線は到達しません（図5・8）。

第三節　暗　箱

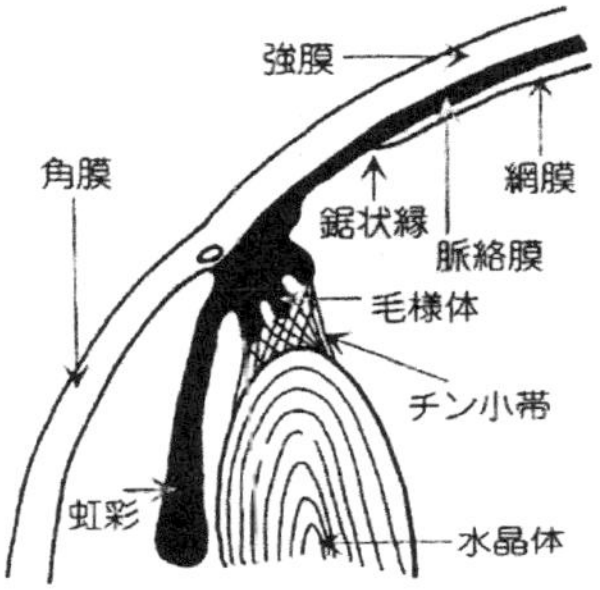

図 6.4　ブドウ膜（黒色の部分）。ブドウ膜は虹彩、毛様体と脈絡膜よりなります、黒く塗りつぶしたところは暗箱の役目もします。

ブドウ膜は脈絡膜と虹彩、毛様体よりなり、暗箱となり光をシャットアウトします（図6・4）。光を通さない本体はメラニン色素です。茶色から黒の色をしています。このメラニン色素は通常、細胞の中に存在します。日焼けしたときも皮膚の細胞に増えてきます。メラニンはアミノ酸の一種のチロシンからドーパ（DOPA）を経て、暗箱を構成する組織の細胞でつくられます。このドーパを酸化する酵素が先天的に欠損するとと白子症（アルビノ）となります。皮膚は色素をもたない文字どおり白く、髪の毛は白から金髪になります。白子症の人は視覚が悪いことが多いことが知られています。暗箱が機能しないのでいろいろと障害がおきるからです。そのひとつに視神経の発達が悪いことがあります。ひとの場合、視神経は半々で視交叉していますが、視交叉の割合が半々にならない、発達障害をおこします。虹彩の一部とか、部分的に色素がない白子症もあります。そこの細胞での色素をつくる酵素が欠損しているか、酵素がはたらかなくなってしまったと考えられます。

　暗箱のブドウ膜は血管に富んでいる組織です。それ自身、代謝が活発であることと、そのサポートする網膜などの代謝が非常に活発なためです。そのブドウ膜には多くの血管が分布しています。虹彩や毛様体には長後毛様動脈から、脈絡膜は短後毛様動脈から血液の供給を受けています。使われて不要物を多く含む静脈血は渦静脈に流れでます（図6・5）。

　脈絡膜は主に網膜の栄養を確保するために、網膜の代謝の活発さに応じてブドウ膜の血流が多いのです。表2・3に示してい

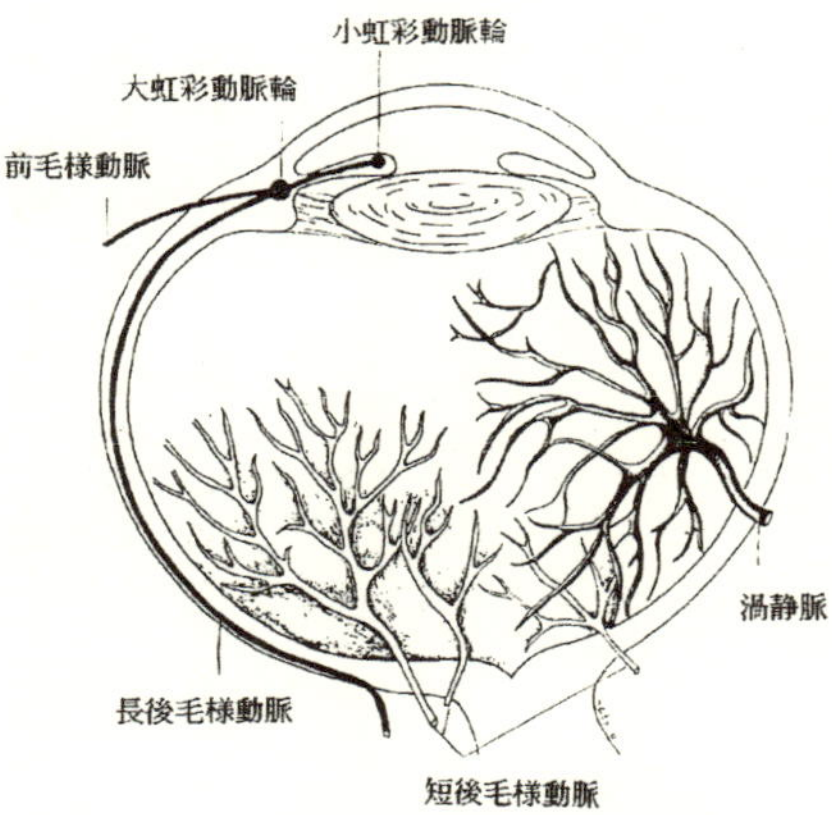

図 6.5　ブドウ膜の血管。脈絡膜は血流の多いところです。そのため血管網が発達しています。動脈は前毛様動脈、長後毛様動脈そして短後毛様動脈からですが、静脈は渦静脈に集約していきます。

ます。腎臓や脳皮質、心臓よりもダントツに多いことがわかります。そのブドウ膜の毛様体と虹彩もそこそこ多いことを示しています。

それに応じて網膜の酸素消費率はこれも大脳皮質、腎臓などより高くなっています（表２・３）。

第七章　緑内障

第一節 眼房水

眼球は強膜と角膜といわれる比較的固い膜に囲まれています。いわば固いゴムでできたゴムまりのようなものです。眼球は眼窩といわれる頭蓋骨の窪みの中に周りを脂肪組織で覆われ保護されています。しかしたえず外から、たとえば眼窩内圧で押されています。眼球自身、中に一定の圧力があり膨らんでいます。その中の圧力を眼内圧または眼圧といいます。最高血圧の八分の一ほどです。眼圧はたえず一定に保たれています。日内変動など少しは変動しますが、血圧のように大きく変動はしません。眼球の中の圧力はつぎのようなメカニズムでコントロールされています。毛様体から動脈血が漉されて、透明な房水が産生されます。そして強角膜と虹彩のつくる隅角にあるシュレーム管に房水は流れ込みます。そしてシュレーム管から静脈に排出されるのです。眼圧はこの房水の量によって決められています。産生する量と、排出する量が一定でバランスがとれていて眼圧が一定に保たれるのです。房水は眼圧を一定に保つだけが仕事ではありません。血管のない器官や組織、すなわち、水晶体や角膜に栄養を供給します（図7・1）。また光が通過するときできやすい過酸化物を還元して処理する能

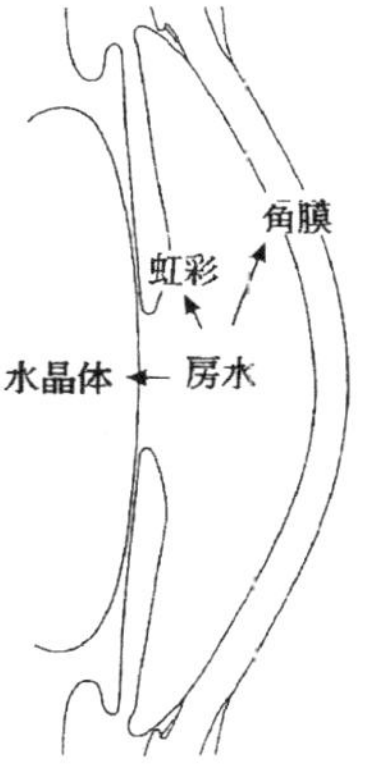

図 7.1 房水による栄養。房水は角膜、虹彩そして水晶体に栄養しています。

力もあります。そのため血液中よりもアスコルビン酸（ビタミンC）の濃度が、表2・1にあるように一〇倍以上あります。

房水は動脈血が漉されてと述べましたが、単純に血液が漉されて透明な液体、房水になるわけではありません。腎臓の尿細管での尿の再吸収に関与する炭酸脱水酵素が毛様体にあり房水産生に、これまた関与しています。そのほか、ATPによる能動的なナトリウムとカリウムの輸送に関与するATP分解酵素もはたらいています。この房水産生には交感神経系のβ-アドレナリン系が関与します。

房水の排出系ではこれも単純な濾過するだけでなく、隅角からシュレーム管への間にある線維柱帯がバリアーとなっています。九〇％の房水がシュレーム管を通して排出されます。この排出の制御にはプロスタグランディンやα-アドレナージック系が関与しています。一〇％の房水は網脈絡膜のほうに流れていく経路があります。

第二節　緑内障とは

なんらかの原因で房水の排出が悪くなったり、房水の産生が増加したりして、バランスがくずれ眼圧が上がるとどうなるでしょう。

そのうちの一番大変なのが、隅角がもともと狭いひとで、それこそ発作的に隅角が閉じてしまう

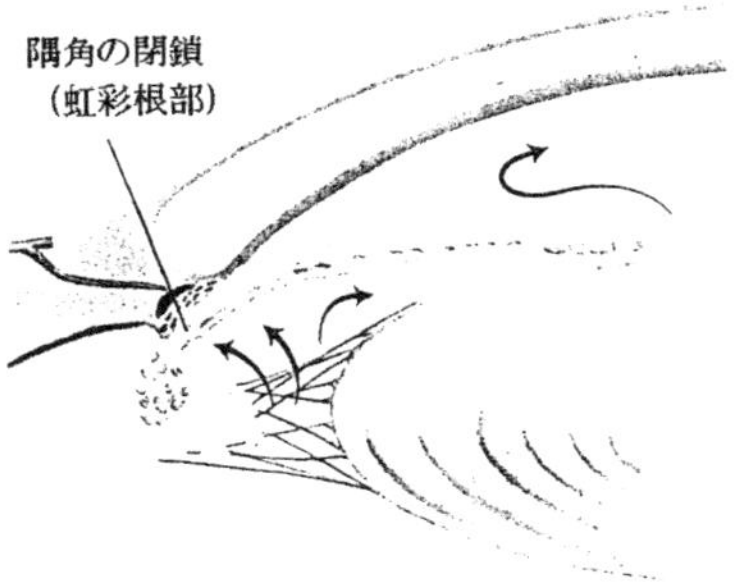

図 7.2　原発閉塞隅角緑内障。虹彩と角膜がつくる隅角が閉塞すると房水が排泄されず、眼圧が上昇して緑内障を引き起こします。それを原発閉塞隅角緑内障といいます。

ことがあります。そうなると房水が排出されなくなります。急激に眼圧が上昇します。七転罵倒するくらいの激痛です。視力は急激に低下します。瞳孔は散大し、角膜は浮腫をおこし濁ってきます。そのとき眼を見ると、緑色っぽく見えます。緑内障の名前のついたいわれです。なにもしないでおくと一～二日で失明してしまいます。年をとるほど水晶体が大きくなり隅角が狭くなるので、高齢者ほどこの緑内障発作をおこしやすいのです（図7・2）。

この発作をおこすほどでなくても、眼圧がかなり高くなると、眼の痛み、頭痛、眼の疲れ、吐き気などを訴えます。

眼圧が高くなり、視神経の軸索流や網膜の栄養血管の循環を悪くして、網膜の感度が落ちてきます。視野がだんだん狭くなっていきます。緑内障のときは周辺から感度が落ちていきます。視野欠損までいっていないので、視野の沈下といいます。中には中心部やその周辺に見えにくいか、見えない小さい部分からはじまる場合もあります。暗点といいます。完全に見えない暗点は絶対暗点といい、感度が落ちているときは比較暗点といいます。

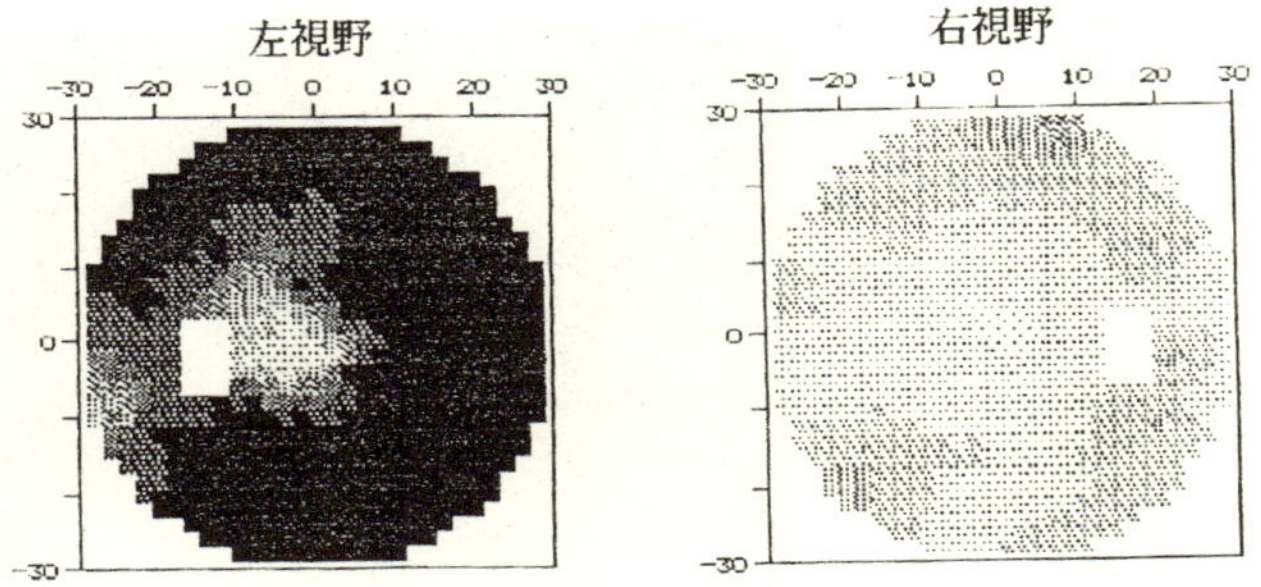

図 7.3　緑内障による視野狭窄。自動視野計オクトパス 1-2-3 による中心部 30 度内の視野。左右 15 度外方の白く抜けているところは視神経に一致するマリオットの暗点。左眼視野の周辺部は見えていない、黒く塗りつぶされているところは完全に見えていないところです。しかし、中心部は生きているので視力 1.2 は保たれています。

視野は周辺から狭くなっていくことが多く、中心の黄斑部は最後まで保たれることが多いのです（図７・３）。結果、視力は保たれますので、気づくことが遅れてしまいがちです。昔はかなり視野が狭くなり気がついたときは手遅れということが多かったのです。昔はよい点眼薬も少なく、決定的な手術法もなかったために、緑内障はおっかない病気であるということになっています。

さらに、日本人に多いのですが、眼圧がいわゆる正常であっても、緑内障のような視野の悪化をしめす人達が多いことがわかってきました。図７・４は視神経乳頭が緑内障のため完全に萎縮して、陥凹してしまった眼底写真です。

多治見スタディというのがあります。多治見市の住民を対象に、緑内障の疫学調査をおこないました。眼圧と視野とともに視神経の形、緑内障では視神経乳頭の真ん中が萎縮して凹んで見える乳頭陥凹を検査します。四十歳以上の人達の緑内障の有病率を表7・1に示します。

驚くことに、緑内障の有病率は実に、五・八五％にもおよんだということです。一七人に一人ということになります。さらに驚くべきことには、いままで正常眼圧は一〇から二一ミリ水銀柱ということになっていましたが、この範囲の眼圧の人でも、視野が緑内障変化を示す人達が三・六〇％もいたということです。これらの緑内障患者を正常眼圧緑内障とよびます。病気なのに正常がついている病名はほかにないでしょう。欧米人にはこれほど多くの正常眼圧緑内障はいません。日本人に特有といっていいでしょう。

正常といわれた眼圧の範囲は、いままで欧米人の平均眼圧から標準偏差を加味して求められた値なので、アジア人の日本人には当てはまらないのです。むしろ、集団的な正常範囲という考えより

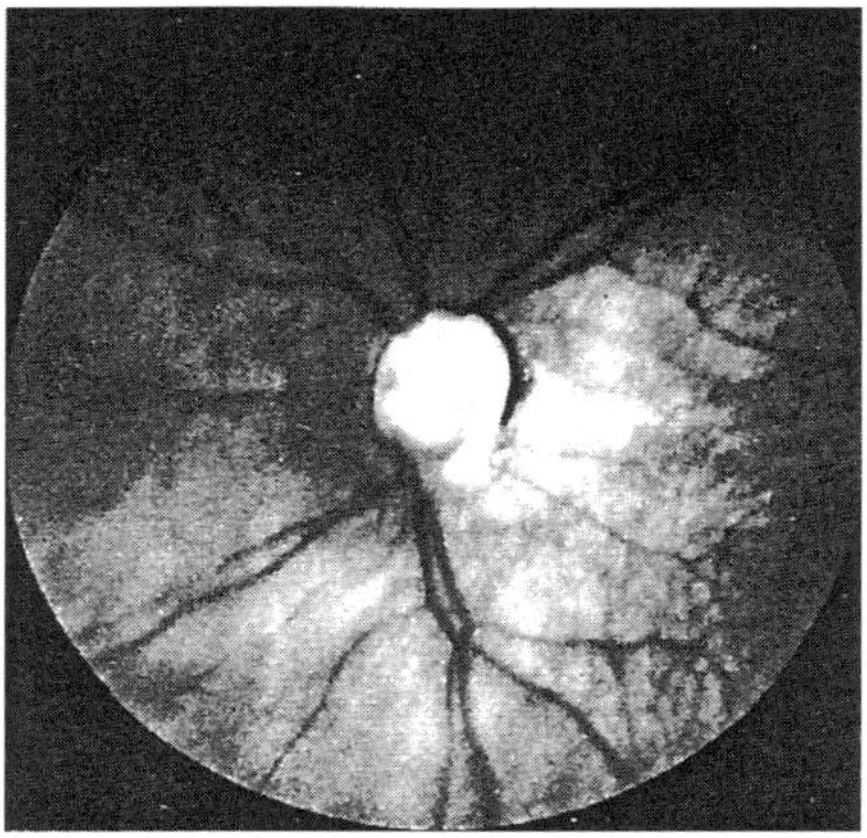

図 7.4　視神経萎縮。視神経乳頭の眼底写真。緑内障により視神経乳頭は陥凹して、高度に萎縮しています。

表 7.1　緑内障の多治見スタディ

	有病率（%）
正常眼圧緑内障	3.60
原発開放隅角緑内障	0.32
原発閉塞隅角緑内障	1.12
高眼圧症	0.81

も、そのひと個人の眼圧状態から、視野変化、視神経陥凹の有無、年齢、性差などを考慮に入れて、そのひとの適正な眼圧を求めるべきです。眼圧の正常値は個人差が大きいというべきです。動脈硬化や高血圧があるかないか、近視があるかないかも関係します。さらに喫煙も関係します。栄養血管から視神経への血のめぐりが悪くなりやすいのです。たばこのニコチンは血管を収縮させ血のめぐりをさらに悪くします。年をとると視神経の栄養血管の状態が、動脈硬化などで悪くなる虚血性視神経症という状態がおこり、視野が狭くなることがあります。緑内障の視野狭窄と似ています。

いずれにしても局所的な栄養障害によるものと考えていいでしょう。

表の中の高眼圧症は正常眼圧緑内障の逆で、正常といわれる眼圧より高いひとで、視野異常などの緑内障の症状をださない人達です。視神経や網膜細胞が丈夫な人達といえます。でも、このような人達でも年をとってくると、緑内障の症状がでてくることがあるので、定期的な経過の観察は必要です。

第三節　視神経の軸索流

視神経は神経線維の束です。神経細胞体から神経軸索とよばれる神経線維が伸びていきます。長いものだとメートル単位の長さになります。細い線維でもそのくらい長くなると神経線維の体積は神経細胞自体の体積の数千倍になってしまいます。その神経線維を維持するためには多くの物質とエネルギーが必要です。その物質の大部分は実は神経細胞本体で合成されます。神経線維は細胞本体から一本だけでます。それを軸索といいます。神経細胞の情報はその軸索を通って伝わります。軸索はしばらく一本だけですが、しだいに木の枝のように分枝していきます。そしてターゲットの神経細胞にそれぞれシナプス結合します。

シナプスは神経線維末端が膨らんだ形になって接続すべき神経細胞本体か樹枝状突起（デンドライト）に接しています。その神経末端のシナプスには神経伝達物質が蓄えられています。その蓄える小さな嚢をシナプス小胞といいます。神経刺激がくるとこの小胞から神経伝達物質が放出され、接している神経細胞体か樹上突起の細胞膜に作用します。その細胞膜にはそれら伝達物質の受容体（レセプター）があって情報を伝達します。

このシナプスの活動に関する物質の大部分は実は神経細胞からはるばる軸索流という輸送機構によって送られてくるのです。神経細胞体には必要な物質をつくるためのタンパク質生合成の機構、DNA－RNAからの指令により必要なタンパク質が合成されます。そこには神経伝達物質合成に必要な酵素、軸索流に必要な物質、チューブリンやタウ物質、直接物質を運ぶキネシンなどが合成されます。そして、軸索流にのって移動し、運ばれるのです。小さなミトコンドリアも細胞体で組み立てられて軸索流で神経末端まで運ばれ、エネルギーのもとATP産生に活躍します。神経末端では運ばれてきた酵素などで神経伝達物質がつくられ貯えられます。刺激がくるとそのつど放出されます。

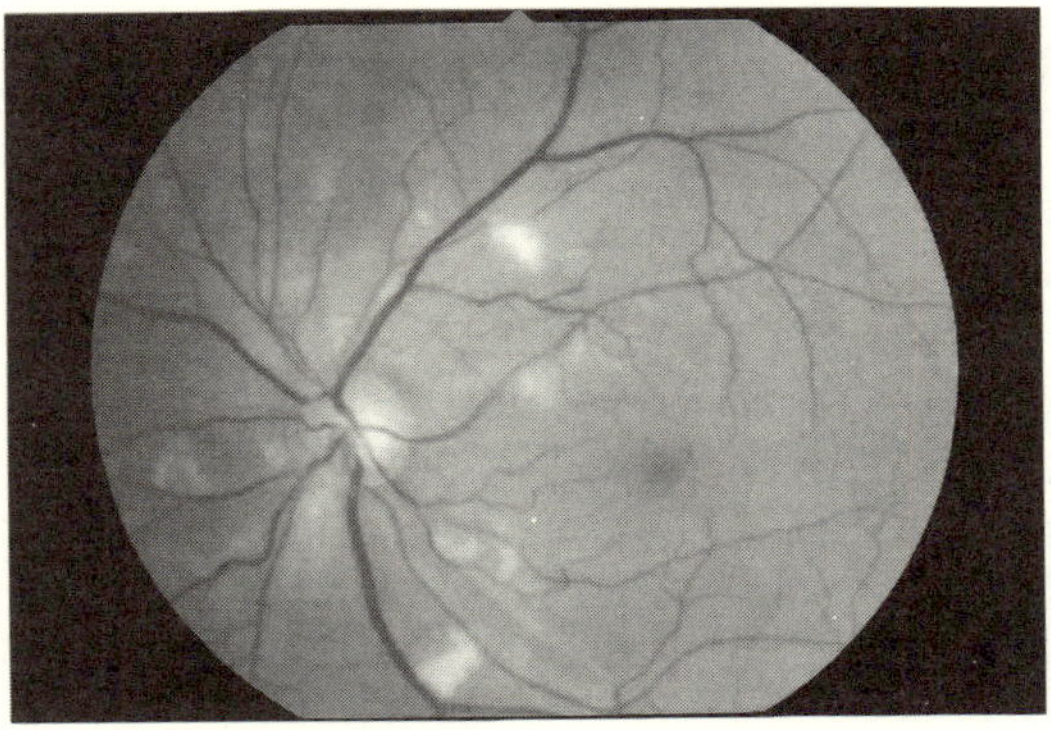

図 7.5　軟性白斑。糖尿病患者の眼底写真。視神経乳頭を囲んで大小の白っぽい斑状の軟らかく見える軟性白斑が多数認められます。

一方、神経末端でいらなくなった物質の一部は逆の軸索流にのって再び細胞体に運ばれて処理されます。軸索流は一方だけの流れでなく逆行性の流れもあるのです。順行性の三分の一ほどの流れです。

軸索流で運ばれるものは比較的大きなものです。長い神経線維に必要なものすべてではありません。酸素やブドウ糖などは神経線維をとりまく栄養血管から得ています。この栄養血管の障害でおきる病的現象に糖尿病性網膜症に見られる軟性白斑があります。これは眼底を見ると、軟らかい感じの白い斑状のものです。

軸索流があることを証明した実験につぎのようなものがあります。生きた状態で神経線維の束を糸で縛ると中枢端のほうが膨らんできます。縛るということは機械的に軸索流を止めることになります。網膜は神経線維が中央に近い視神経乳頭に向かって、眼底表面を走る形になっています。視神経線維は眼底表面のすぐ下の層にある神経節細胞といわれる網膜神経細胞の軸索が集まったものです。網膜の一部の毛細血管が詰まって流れなくなると、そこを走る視神経線維の軸索流が障害され流れなくなります。流れなくなった神経線維の中枢端、神経節細胞側に軸索流で運ばれる物質がたまってきます。そして膨らんで軟らかい白い斑状に見えるのです。それが軟性白斑といわれるものです。図7・5の眼底写真に見られるように白っぽく見える斑状のものです。

軸索輸送の障害でおきる現象には前記の軟性白斑のほかに、うっ血乳頭と緑内障性視神経障害があります。うっ血乳頭は頭蓋内圧が高くなるためにおきるもので、緑内障のほうは眼球内圧が高くなるためにおきます。

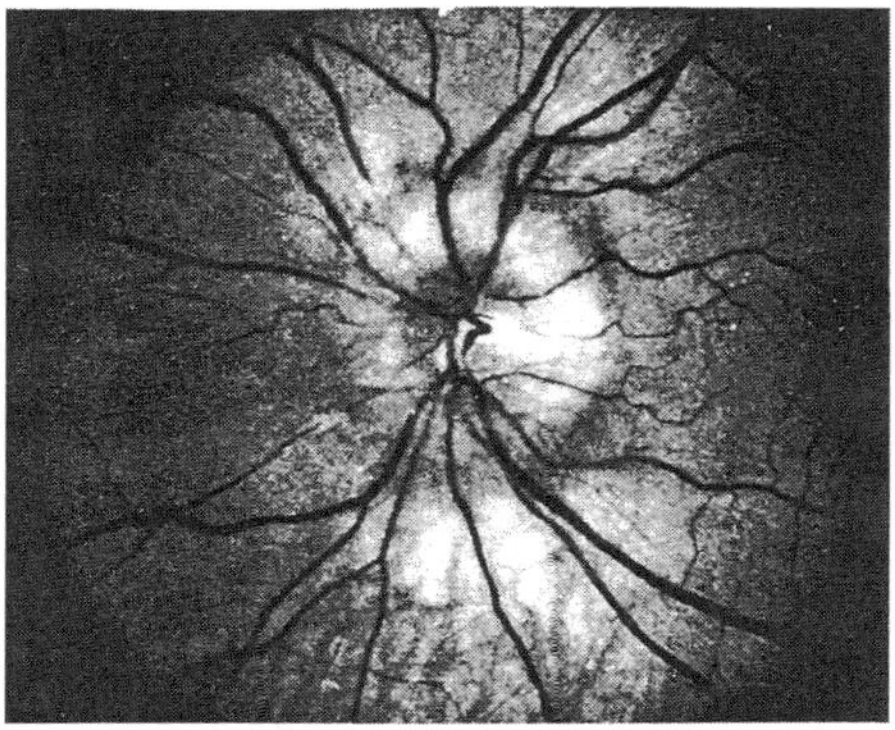

図 7.6 うっ血乳頭。視神経乳頭を真ん中にした眼底写真。乳頭の周りが腫れているのがうっ血乳頭。視神経線維の軸索輸送が阻害されて、乳頭部の神経線維が膨れて、視神経乳頭が腫れてしまうのです。

うっ血乳頭は眼底で見える視神経乳頭が、文字どおり腫れて盛り上がって見えることからついた名前です。なぜ腫れて盛り上がるかといいますと、頭蓋内圧が脳炎や脳腫瘍などのため高くなると視神経自体に圧力がかかります。視神経は大脳の硬膜とつながる硬く丈夫な視神経鞘に覆われています。その視神経鞘は眼球のすぐ近くまで延び出しています。高くなった頭蓋圧がもろに眼球の視神経の入るところ乳頭にかかります。そしてそこで視神経の軸索流を止めてしまいます。視神経の軸索流の流れは網膜の神経節細胞からの神経線維が乳頭に集まってそこで束になり大脳のほうに流れていくのが順行性の本流です。軸索流が止まると、そこの乳頭のところで神経線維全体が腫れてしまいます。うっ血乳頭になるわけです（図7・6）。

緑内障のときはどうでしょう。眼球の内圧が高いと視神経のこれも乳頭のところの神経線維の一部の神経軸索流が障害されやすくなります。また、神経線維を栄養している細い血管の流れも悪くなり、これも軸索流を滞らせます。軸索流が滞ると、網膜表面のグルタミン酸が増えて、それが網膜神経節細胞の表面のレセプターに作用します。そうするとカルシウムが細胞内に流れ込みます。これが引き金となり、アポトーシスという細胞死を引き起こす一連の複雑な反応から、神経節細胞

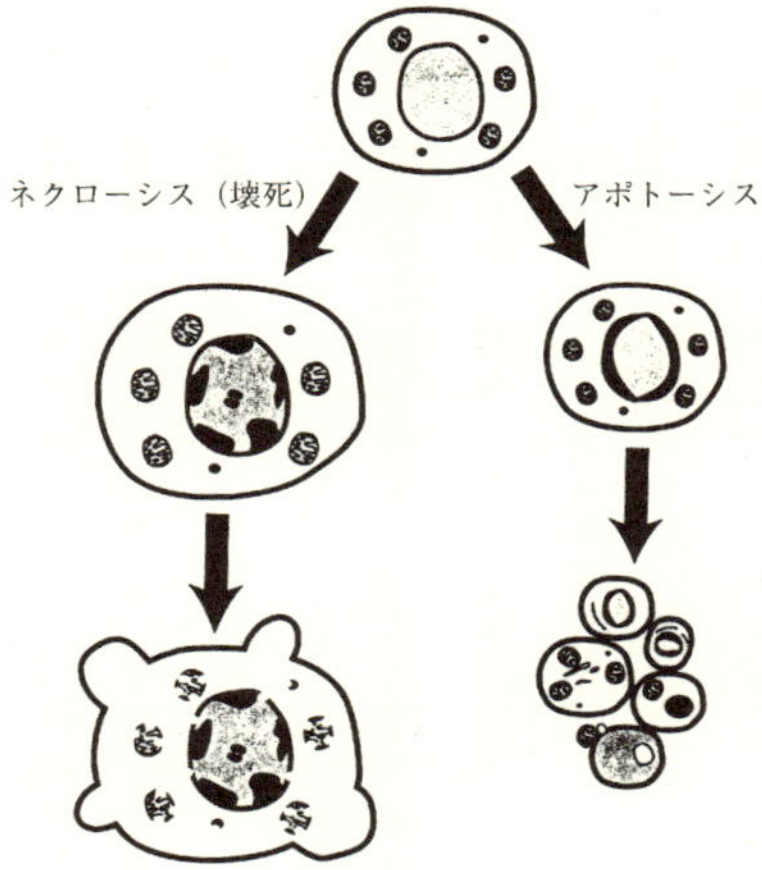

図 7.7　アポトーシス。図の右の流れがアポトーシスです。正常細胞のボリュームが小さくなり、クロマチンの凝集と DNA の断片化が、活性化されたカスパーゼにより引き起こされます。そして、小片に分断されていく過程をとります。小片は後で貪食されます。ネクローシス（壊死）は細胞のボリュームが増え、ミトコンドリアや小胞体の膜成分が崩壊していきます。最後には貪食されます。眼の細胞でアポトーシスを起こすものとして、網膜、角膜、水晶体、結膜やテノン囊の細胞が知られています。

の死となるものです（図7・7）。神経節細胞の死は当然視神経線維の脱落を引き起こし数を減らします。視神経萎縮となります。そうして多くは周辺から視野が狭くなっていくことになります。視神経萎縮は乳頭では視神経乳頭の陥凹として見られます（図7・1）。緑内障の診断のとき視野検査とともに、眼底検査で視神経乳頭の陥凹を調べることが重要となります。

視神経節細胞のアポトーシスは緑内障という病的なときに引き起こされますが、生理的な正常の状態でもおきる時期があります。胎児期に網膜から神経線維が形成されるときに、視神経が神経線維を伸展させ目的の神経細胞に到達し、シナプス結合を完成させます。このとき神経線維の数は大人のときの一二〇から一四〇万といわれる数の三倍以上できます。一〇週齢で二〇〇万本に達し、一六週齢では三六〇万本に達します。うまく相手の神経細胞に到達した神経節細胞は生き残りますが、あとは脱落します。一六週齢をピークに数がどんどん減っていきます。このときアポトーシスという細胞死の機構がはたらきます。このときもグルタミン酸が引き金になると考えられています。そして大人の数の百数十万本で一定になります。何事もなければ神経節細胞とその軸索の視神経線維は一生の間生き延びます。しかし何かの病的変化が引き金となり胎生期には生理的であったアポトーシスが呼び覚まされて、網膜神経節細胞の死を引き起こしてしまうのでしょう。

軸索輸送がからむ病気や病態が緑内障の視神経萎縮のほかにもあります。

単純ヘルペスウイルスによるヘルペス性角膜炎、帯状ヘルペスによるブドウ膜炎については前に述べたとおりです（第三章の第四節）。

第四節　緑内障の治療薬

緑内障は放っておくと周りから視野が狭くなり、最後には失明してしまう病気です。それを防ぐために、眼内圧をそのひとに応じて下げておく必要があります。そのため、眼内圧を下げるための「くすり」が点眼薬を中心に開発されてきました。

昔は、縮瞳といって瞳孔を小さくするピロカルピン点眼が主でした。植物アルカロイドで、縮瞳することにより隅角を広げ、房水の排出を促進する作用があります。一日四回の点眼をしなければなりません。点眼薬としては、ほかにアドレナリンやフォスフォリンアイオダイドなどでした。飲み薬として利尿作用のある炭酸脱水酵素阻害剤のダイアモックスがあります。カリウムが失われやすいのでカリウム製剤を一緒に服用する必要があります。そのほか、脳圧を下げる作用のある高張糖製剤のマンニトールやソルビトールなどが使われていました。

房水産生抑制作用のあるベータブロッカーの点眼薬が開発され革命的な治療薬となりました。いまでは房水排出促進のアルファブロッカーやプロスタグランディン製剤、そして炭酸脱水酵素阻害剤を点眼薬にしたものがあります。

そのうちのプロスタグランディン製剤の最初のレスキュラ（ウノプロストン）は日本で開発されました。京都大学の早石修門下の上野隆司氏によれば、プロスタグランディンの作用を研究しているときプロスタグランディンの代謝産物のひとつをなにも作用のないものだろうとして、コントロールとして使ったそうです。そうしたら、そのコントロールとして使った代謝産物がむしろ、特異的に眼圧を下げる作用があることを見つけたそうです。それによりプロスタグランディン製剤が製品化され、レスキュラという名で広くつかわれるようになりました。そして、いま世界的に一番使われているキサラタン（ラタノプロスト）の開発につながっていきました。

新しく開発されてきた点眼薬のもうひとつの利点は、ピロカルピンは一日四回も点眼する必要があったのですが、一日に一回か二回の点眼で十分な効果がえられることです。眼内圧を下げる薬は止めてしまえば、またもとどおりに上がってしまうので、毎日決まった回数つける必要があります。一日一回か二回なら、忘れずに点眼できるので、点眼のコンプライアンス（ちゃんとつけてるかどうか）は確実に上がっています。

第八章　目に毒と補助栄養

第一節　目に毒

目に毒のものを見ると、目が点になります。まぶたは大きく見開くとともに、瞳孔が極端に小さくなります。このような状態を薬物でつくりだせます。

緑内障の治療薬としてのピロカルピンは瞳孔を小さくします。副交感神経を刺激して瞳孔輪状筋を収縮させて瞳孔が小さくなります。瞳孔が小さくなると逆に隅角が広がり、房水が排泄されやすくなり眼圧を下げる効果があります。ピロカルピン自身にも房水排出を促進する作用があり、緑内障の治療薬として古くから使われてきました。ピロカルピンの縮瞳作用はつぎに述べるサリンほど極端にはなりません。

サリン中毒の人は文字どおり目が点になります。極度に縮瞳（瞳が小さくなる）するからです。サリンはアセチルコリンを分解する酵素を強く阻害します。その結果アセチルコリンが長くそして強く効きすぎて、瞳孔が小さくなりっぱなしになります。瞳孔の神経終末シナプスではアセチルコリンを早く分解して神経伝達物質の役割をおわらせるのです。サリンはその神経伝達物質の役割を極端に長引かせてしまうのです。その治療にはアトロピンが使われます。アトロピンそのものは散瞳（瞳を大きくする）作用があります。その作用はアセチルコリンの反対の作用で副交感神経遮断作用といいます。サリン中毒の特効薬となります。

女性の瞳が大きいと美人に見えます。アニメの主人公はみな大きな瞳をしています。ギリシャの昔、瞳を大きくする薬をベラドンナといい、実際に美人になるために使われました。散瞳剤といいます。前に述べたアトロピンも散瞳剤です。

散瞳剤は注意しなければならないことがあります。緑内障のうち隅角が狭い狭隅角のひとに使うと瞳が開くときに狭い隅角が閉じてしまうことがあるのです。閉じると房水が流れなくなります。そして急激に眼圧が上昇します。急性な緑内障発作です。

散瞳剤はやたらと使ってはいけないのです。くわしく眼底検査をするとき、散瞳しますが、専門医がちゃんと見ていますから大丈夫です。

アトロピンなどの抗コリン薬には、腸管の動きを抑えるブスコパンや尿漏れや頻尿を抑えるブッフフォーなどがあります。これら抗コリン剤は緑内障患者に使うのは禁忌と書かれています。が、隅角が極端に狭くなければ使っても大丈夫です。

第二節　栄養補助

目に毒ではないのですが、眼の栄養失調も目にいろいろな影響をします。目に特有な症状を示す病的状態についてはつぎの項目などで述べることにします。ビタミンＡ欠乏症はトリ目（夜盲症）や角膜乾燥症、結膜乾燥症などを引き起こします。B_1欠乏は小動物幻視、記銘力障害（逆行性健忘症）のコルサコフ症候群を引き起こします。トリプトファン欠乏は白内障などです。

そこでビタミンなどの栄養素を補ってやることが目にもよいはずだという考えがでてきます。補助栄養食品、一般にいうサプリメントの登場です。

第三節　ビタミンの発見

ビタミンとは人間が生きるのに必要な微量の栄養素で、体内で合成できないので外から摂取する必要のあるものです。ビタミンはアルファベットで表せられるものが多い。大きくは、水溶性と脂溶性ビタミンの二つに分けられます。水に溶けやすいか、油に溶けやすいかです。水溶性ビタミンは比較的過剰症をおこしにくいけれども、脂溶性ビタミンは過剰症をおこしやすいことがあげられます。

水溶性ビタミンにはB群、C、ナイアシン、ビオチン、パントテン酸などあります。脂溶性にはビタミンA、D、E、Kがあります。

ビタミンの発見には数々の逸話がありますが、ビタミンの欠乏でおこる病気の研究からビタミンの発見がなされてきました。欠乏症として脚気、ペラグラ、壊血病、くる病、悪性貧血などがいまでは知られています。昔は病気の原因はわからず、それが食事に関係するとはだれも考えていませんでした。

食事との関係で、ビタミン発見の先鞭をつけたひとが我が国の高木兼寛でした。明治時代、近代的な海軍を列強にまねてつくりましたが、兵員の間で脚気が猛威をふるっていました。当時は脚気は伝染病であると考えられていました。そのとき海軍軍医大監であった高木は疫学的な結果から食事が関係していると推測しました。海軍の兵食の改善をはかろうとしましたが、海軍首脳部になかなか受け入れられません。

そこで日本人にはめずらしい壮大な実験をこころみました。一八八二年海軍練習艦「龍驤」がニュージーランド、南米そしてハワイと遠洋航海しました。その乗組員三七六名中一六九名が脚気に罹り、うち二五名が死亡する事件がおきました。そのときはコメを主体にする以前からの兵食でした。その翌年、高木は同じような大きさの練習艦「筑波」を同じ時期、同じ航路で遠洋航海させました。ただ違うところはそれまでのコメを主体とした日本食でなく、動物性タンパク質を多く含む洋食を採用したことです。この航海では一八名が脚気に罹りましたが、皆、洋食が合わず拒否したものたちで、洋食組から

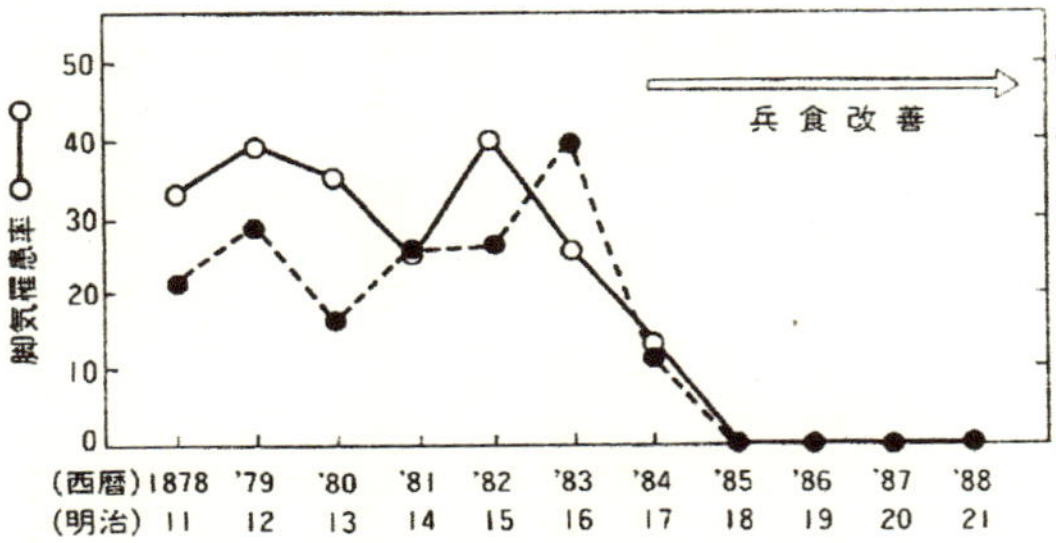

図 8.1　海軍の兵食改善の効果。二隻の軍艦による実験ののち高木兼寛は海軍の兵食の改善をおこない、脚気罹患率と死亡率ともに劇的な効果を得ています（松田誠、高木兼寛伝、講談社（1990））。

は脚気の患者は一人もでませんでした。その後海軍では兵食を改善することで脚気による死亡率を大幅に減らしました（図８・１）。

高木はこの結果を窒素が多いタンパク質がよいのだろうと考えました。まだビタミンという言葉も概念もない時代でした。高木はビタミンまでは考えがいたりませんでしたが、食事の栄養に原因があると推測したわけで、ビタミン発見の先鞭となる壮大な実験でありました。

脚気はビタミンB_1が欠乏しておきるもので、ビタミンB_1の発見はエイクマンがニワトリに白米だけを食べさせると多発性神経炎をおこし、これに米ぬかをくわえて飼育すると回復することを見つけたことによります。彼はこれは白米の毒性によると最初は考えていましたが、米ぬかになにか神経炎を回復させる必須な物質があると考えるようになりました。

一九一〇年に鈴木梅太郎が、そして一九一一年フンクが必須物質を含む成分を取り出し、それぞれオリザニンとビタミンと名づけました。この有効性分がビタミンB_1でした。ビタミンの最初の発見です。ビタミンB_1の構造式を決定したのは、我が国の牧野堅であることはあまり知られていません。

南極にはビタミンの研究に大きく貢献した五人の学者の名を冠した地名があります。そのひとつが高木岬（Takaki Promontory）です。そのほかエイクマン岬、フンク氷河、ホプキンス氷河、マッカラム峰があります。エイクマンとフンクは前に述べたビタミンB_1の発見に貢献した人達です。ホプキンスとマッカラムはタンパク質、脂質、糖質と無機質の混合食で飼育しても体重が増えず、成長不良になりますが、乳を加えると成長が順調になることを見いだしました。乳の中に成長をうながす微量物質が含まれることを示唆しています。さらにこの成長をうながす微量物質の中に脂溶性のものと水溶性のものがあることを示しました。脂溶性のものをＡ物質、水溶性のものをＢ物質とよびました。Ａ物質は肝油や乳に見いだされるものでビタミンＡです。Ｂ物質はフンクのいうビタミンと同じものでした。

初期のビタミンの研究者の五人の名誉は南極の地名に、永遠のものとして顕彰されているのです。そこに日本人の名があることは誇りとなります。

壊血病に関してはホルストが一九〇九年にモルモットを白米で飼育すると、脚気にならず壊血病になること、そして野菜を与えると治ることを示しました。このとき必要な微量物質をＡ、Ｂのつぎという意味でビタミンＣと名づけました。

くる病は一九一九年、メランバイがＡ物質とは別の脂溶性のものがくる病を予防することを見いだしました。ビタミンＤとしました。

一九二二年にエバンスが不妊症予防因子としてビタミンＥを発見しました。さらにリノール酸やアラキドン酸などの不飽和脂肪酸がネズミの繁殖に必要なことから、ビタミンＦと名づけました。のちに、ビタミンとしては必要量があまりにも多いことから、ビタミンからはずされました。

脚気を予防するのはビタミンB_1ですが、初期のＢ物質にはB_1と成長促進するビタミンB_2が含まれていました。このB_2が一種類でないことが判明し、B_3、B_4、B_5、B_6があいついで発見されました。

B_3はナイアシン、B_5はパントテン酸というのが一般的になっています。ビタミンB_4はのちにビタミンでないことがわかり消えました。番号のついたBは1、2、6が残りました。その後B群としてビオチンと葉酸が発見されましたが、そのままの名でよばれています。

悪性貧血は一九二七年にマーフィーが患者に生の肝臓を食べさせると治ることから予防因子としてビタミンB_{12}が発見されました。

そのほか、血液凝固やカルシウム代謝に関係するビタミンKも見いだされています。

最近では、二〇〇三年に新しいビタミンが認定されました。PQQ（ピロロキノリンキノン）といいます。計一四種類のビタミンがあることになります。

第四節　ビタミンのいろいろ

眼と関係が深いのはなんといってもビタミンAです。その欠乏症として有名なのが夜盲症です。文字どおり夕方暗くなりかけから見づらくなる病気です。同じビタミンAの有名でない欠乏症として角膜乾燥症、角膜軟化症、結膜乾燥症があります。

ビタミンAは通常食物中には、化学構造式のはしっこの残基がアルコール型のレチノールの形で存在します。その形で吸収され肝臓に貯留保管されています。植物の中ではβ-カロチンの形で存在し、それが半分になると二つのレチノールができます。そして肝臓から血液を通して網膜の色素上皮（視細胞）に運ばれ、光に反応する視色素として利用されます。レチノールが分解される最初の段階は酸化されてはしっこの残基が酸の形になったレチノイン酸です。このレチノイン酸はもはや夜盲症には効きませんが、角膜乾燥症や結膜乾燥症にはレチノールとともに効きます。またレチノールは細胞の分化に関係するプロモーターにはたらくので抗がん作用のある薬として使われます。

ＡのつぎはＢということになります。Ｂ群はかなりの数があります。B_1はチアミンともいいます。B_1の欠乏は前に述べたように脚気です。多発性神経炎もおこします。B_1は糖代謝の促進や神経機能の維持に役立ちます。アルコール中毒でおきるコルサコフ症候群はアルコール中毒では栄養不良がおこりやすく、B_1の不足がからんでいるといわれています。コルサコフ症候群の症状はねずみなどの小動物幻視と最近のことから忘れやすい逆行性健忘症です。

ビタミンB_2はリボフラビンと別名があります。B_2は皮膚や粘膜の機能維持に役立ちます。B_2が補酵素となる酵素をフラビン酵素といいます。電子伝達系といってミトコンドリアの中にあるエネルギーを伝える酵素です。眼では角膜の機能維持に役立つので角膜疾患に使われることが多いのです。

ビタミンB_6は欠乏症としては痙攣をおこします。それと皮膚があれるペラグラです。B_6は多くのアミノ酸代謝の酵素の補酵素となります。補酵素とは酵素を補うというより、酵素反応の反応の中心に位置して、直接反応する物質に結合します。そして分解、合成、転移、付加などの化学反応を補佐、すなわち触媒するのです。痙攣がなぜおきるかというと、グルタミン酸から脱炭酸してγ-アミノ酪酸（ＧＡＢＡ）をつくる酵素の補酵素がB_6です。B_6が不足するとこの酵素がはたらかなくなりγ-アミノ酪酸ができません。このγ-アミノ酪酸は脳の中で抑制性の神経伝達物質なので、これが不足すると脳全体が興奮状態となります。そして行き着くところ痙攣をおこしてきます。

ビタミンB_{12}が不足すると貧血や神経障害をおこしてきます。果物を主食にしているコウモリは自然界にいるときは溜まり水の中の小虫などを一緒にとるので大丈夫なのですが、おりの中で果物を食べさせ、水道水のみで飼っていると、視神経が障害されて変性をおこしてきます。これはビタミンB_{12}の欠乏によるものです。ビタミンB_{12}は動物性の食べ物に含まれ、視神経には必須のものであることがわかるとおもいます。

ビタミンB_{12}の役割は多岐にわたりますが、細胞膜や神経線維鞘のミエリンなどの主成分であるリン脂質の生合成を助ける役割もそのひとつです。もうひとつ神経ホルモンであるアドレナリン、ノルアドレナリンの生合成にも役立ちます。そのほか葉酸と協同して、造血作用、DNAなどの核酸代謝など重要な役割もあります。たばこに微量入っている有毒なシアンの解毒にも活躍します。これらのことがビタミンB_{12}が神経疾患で治療薬として使われるゆえんです。

手術で胃を摘出したひと、萎縮性胃炎のあるひとなどは腸管からのビタミンB_{12}の吸収が悪くなります。そして悪性貧血といわれる貧血をおこすことがあります。胃にあるビタミンB_{12}の吸収を助ける物質が不足するためです。人間年をとってくるとビタミンB_{12}の吸収が悪くなってきます。ゆえに年とともに必要摂取量が増えてきます。

前に述べたように、ビタミンB_{12}は動物性の食べ物に含まれ、植物性の食べ物には含まれていません。多いのは肉類とくに内臓、魚、貝類、卵そして乳製品などです。

ビタミンは微量でも必須なものです。つぎに成人男子のビタミンの一日の必要量を表８・１にまとめて示します。ビタミンは年齢、性差とともにそのひとの活動量により必要量が変わってきます。表８・１は中等度の労働をしているひとのものです。

表 8.1　成人男子のビタミン１日必要量（成人男子、中等度労働）

ビタミン	１日所要量（IU は国際単位）
ビタミンA	1.7 μ mol (＝0.6 mg＝2000IU)
ビタミンD	13 nmol (＝5 μ g＝100IU)
ビタミンE	76 μ mol (＝33 mg＝30IU)
ビタミンK	2.2 μ mol (＝1 mg)*
ビタミンB_1	4.4 μ mol (＝1.5 mg)
ビタミンB_2	4.0 μ mol (＝1.5 mg)
ナイアシン	122 μ mol (＝15 mg)
ビタミンB_6	12 μ mol (＝2 mg)
パントテン酸	46 μ mol (＝10 mg)*
ビオチン	1 μ mol (＝0.25 mg)*
葉酸	0.9 μ mol (＝0.4 mg)
ビタミンB_{12}	3.7 μ mol (＝5 μ g)
ビタミンC	341 μ mol (＝60 mg)

* 仮必要量

第五節　ビタミン様物質

ポリフェノール

赤ブドウ酒が心臓病を予防することはよく知られるようになりました。地中海地方のフランス人が太っていて動物性脂肪をたくさん摂っているのに、心臓病での死亡率が欧州一低いのは赤ブドウ酒をよく飲むからです。赤ブドウ酒に含まれる抗酸化物質ポリフェノールによるためであるといわれています。

ポリフェノールとは分子の中にフェノール（ベンゼン環に水酸基）をもつものの総称です。茶に含まれるカテキン、そばのルチン、ブルーベリーのアントシアニン、柿のタンニン、大豆のイソフ

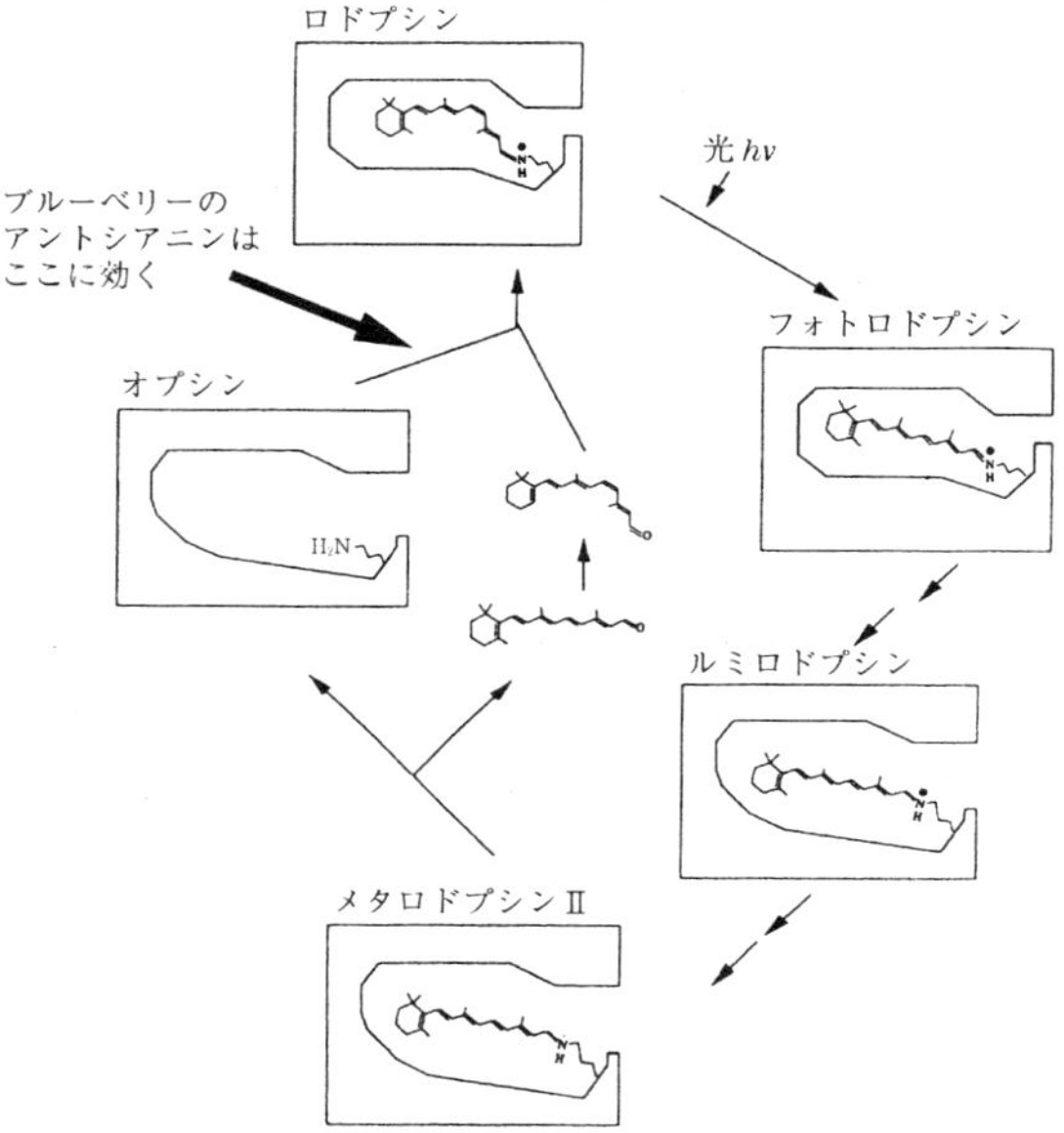

図 8.2　ブルーベリーはここに効く。ロドプシンは暗順応のときオプシンタンパク質とビタミンAアルデヒドのシス型が合体してできますが、ブルーベリーのアントシアニンはそのロドプシン合成を促進します（水野有武、光・眼・視覚、産業図書（1996）を改変）。

ラボン、タマネギのケルセチン、ココアのカカオマスフェノールなどあり、優に四千種をこす物質が知られています。

眼に関していえばブルーベリーのアントシアニンは有名です。第二次世界大戦のときイギリス空軍では、パイロットに八〇グラムぐらいのブルーベリーを食べさせてから、爆撃に向かわせました。夜目が効くようになるからです。ロドプシンの再生を直接うながす作用があるからです（図8・2）。ロドプシンは光に不安定で、光子が当たるとオプシンというタンパク質とレチナール（ビタミンA）に分解されます。そのオプシンとレチナールを再び結びつけ、ロドプシンへと再生させるときにアントシアニンははたらきます。光に対してより敏感にするようはたらくわけです。ブルーベリーが眼に効くといわれると、疲れ目や近視にも効くと思うひとが多いのですが、残念ながら効きません。アントシアニンにはポリフェノールとしての抗酸化作用があるので、黄斑変性や白内障には間接的には効くことは考えられます。夜目に効かすにも相当の量がいります。

そのポリフェノールを含む赤ワインの効果を調査した人達がハーバード大学にいます。アンケート調査によると赤ワインを飲まないひとの九％に黄斑変性があるのに対して、赤ワインを飲むひとが黄斑変性を患っている割合はたった四％であることを明らかにしました。だからといって黄斑変性の患者に赤ワインを処方することはできません。

フラボノイド

フラボノイドは植物の花、果実、野菜などに含まれる色素で、共通の構造として C_6-C_3-C_6 の形をしている物質の総称です。C_6はいわゆる亀の子の環状構造をしているもので、両はしに二つつき、真ん中が炭素三つの鎖でつながったものです。共通構造にいろいろな側鎖が修飾されて、フラボン、フラボノールそしてアントシアニンなど多数の種類があります。フラボノイドガムや歯磨きに入れられ、おおいに宣伝されているのでお聞きになったことがあるでしょう。このフラボノイドは植物に含まれる色素です。前に述べたポリフェノールの中のアントシアニンは実はフラボノイドなのです。

カロチノイド

カロチノイドには大きく分けて、カロチン類とキサントフィル類になります。にんじんの黄色の色素であるβ-カロチンを基本骨格とする炭素数四〇の物質群がカロチン類です。α-カロチン、γ-カロチンももちろんあります。β-カロチンはビタミンAを二つ合わせた形になっています。そして体内でビタミンAへと変換されます。ビタミンAの前駆体となるのです。β-カロチンは緑黄色野菜に多く含まれています。キサントフィル類にはルテイン、ゼアキサンチン、ビオラキサンチンなどがあります。これらの物質類は緑葉に含まれています。緑葉野菜が身体によいというのはこれらの物質を含んでいるからです。

このうちルテインとゼアキサンチンは体内に取り込まれたのちに網膜の黄斑というものを見る中心ともいうべきところに沈着して、有害な青い光成分を吸収するという重要な役割をしています。さらに加齢性黄斑変性症に対して予防的な効果があることがわかってきています。

DHA（ドコサヘキサエン酸）

炭素Cが二二個で、不飽和対が六個の脂肪酸で、長い脂肪酸にもかかわらず非常に軟らかいものです。これが細胞膜のようなリン脂質膜の中に入り込むと細胞膜を非常に軟らかいものに変える性質があります。赤血球などの膜も非常に軟らかくなり、血液がさらさらになります。EPA（エイコサペンタエン酸）とともに魚油に多いものです。

最近の日本人四万人の調査結果（厚生労働省研究班：主任研究者・津金昌一郎国立がんセンター予防研究部長）によると、DHAやEPAを多く含む魚を食べるひとは食べないひとより心筋梗塞の発症リスクが約四割低いということです。

第六節　微量金属

サプリメントとしてもうひとつ重要なものとして注目しなければいけないものに微量元素があります。この微量元素には、貧血にからんで従来から一日所要量が策定されている鉄に加えて、銅、亜鉛、ヨウ素、マンガン、セレン、クロム、モリブデンがあります。この元素達は、亜鉛以外摂取しすぎるとかえって害になりますが、微量な量を生体は必要としています。

亜鉛の所要量が一番多く、七十歳以上の男性で一〇ミリグラム／日、女性で九ミリグラム／日です。一般成人では一五から三〇ミリグラム／日は必要とされます。アメリカで加齢性黄斑変性の予防効果があったとされる摂取量は六〇～八〇ミリグラム／日です。日本人の所要上限量は一日三〇ミリグラムとされています。九〇％が細胞内に存在し、その内五〇％以上が筋肉内に、二〇％が皮膚に存在します。二〇〇以上の亜鉛酵素があり、亜鉛フィンガータンパク質は遺伝子ＤＮＡの転写制御タンパク質として知られます。亜鉛が不足すると創傷治癒が遅れたり、味覚障害をおこします。さらに、成長障害、性的未熟、免疫機能不全、皮疹などをおこします。先天的な亜鉛の腸管からの吸収障害では眼や口の周囲、手足に皮膚炎ができます。

銅はミトコンドリアのチトクロムＣがはたらくときに必要な物質です。銅を運ぶセルロプラスミンの先天的低下による銅代謝異常のウィルソン病のとき、角膜の周辺の後面に薄い青褐色の銅の沈着リングができます。これをカイザー・フライシャーリングといいます。銅の血清中の濃度は低くなり、尿中排泄が多くなります。同時に脳と角膜に銅が沈着してきます。脳のレンズ核に沈着し、筋肉の硬直やものを取ろうとすると震えたり、知能低下を引き起こします。肝硬変もともないます。

放射性物質のヨウ素一三一が原爆や原子力事故のとき増えて体内に取り込まれると甲状腺に集まってきます。そして、甲状腺がんを引き起こしてきます。甲状腺ホルモンにヨウ素が結合していて、甲状腺でつくられるからです。ヨードの体内の七〇〜八〇％が甲状腺に集中しています。

甲状腺ホルモンの分泌が多くなり、機能が亢進しているときバセドウ病となり、少なく機能が低下しているときは橋本病となります。ヨードとセレンがともに欠乏するとクレチン病となります。

機能亢進症では眼窩内の脂肪組織が増殖して、眼球が突出し瞼裂が大きく開いてしまうことがあります。そのほか外眼筋の動きが悪くなり、ものが二重に見える複視を訴えることもあります。眼球突出がひどいときには、外眼筋の動きも悪くなると同時に、眼内圧も上昇することもあります。さらに、瞼裂が閉じにくくなるため角膜が乾燥して、角膜障害を引き起こしてしまいます。

甲状腺ホルモンはエネルギー代謝を維持、促進するはたらきがあります。甲状腺ホルモンが過剰になるとミトコンドリアの電子伝達系に作用して、エネルギー産生を空回りさせて、基礎代謝を上げてしまいます。そのため呼吸が速くなり、心臓も速くなります。体温も上がり、汗もかきやすく、震えやすくなり、一見興奮状態にあるようになります。そして、食欲旺盛なのに痩せてきます。

甲状腺機能低下症のひとはエネルギーが足りないという状態になり、汗がでにくく皮膚が乾燥してきます。脈も遅くなり、体温も下がります。さらにむくみやすく、疲れやすく無気力となります。この機能亢進と低下症のとき、眼を動かす外眼筋も障害されて複視をともなうことがあります。甲状腺ミオパチーといいます。複視を訴えて病院にきたときには、甲状腺機能は正常にもどっていることも多いので注意が必要です。

マンガンはアルギナーゼなどの酵素とともに、マンガン-スーパーオキサイドディスムテースという酵素のコファクターで、過酸化物の除去をおこなっています。しかし慢性的な過剰摂取は神経毒でマンガン中毒症となり、精神障害や中枢神経の錐体外路系の障害すなわち歩行障害などを引き起こします。

セレンは抗酸化酵素としてはたらくペルオキシダーゼのコファクターとなります。過剰摂取はセレン白内障を惹起します。

クロムはインシュリンとともに血糖値を下げることが知られています。その他、脂質代謝や免疫反応の改善に関与しています。

モリブデンは種々の水酸化反応の酵素のコファクターとなっています。モリブデン欠乏ではつぎのような症状が報告されています。頻脈、多呼吸、視野暗点、夜盲症、昏睡状態などです。完全な静脈だけからの栄養補給の患者で見られます。その他、水晶体にも異常がでると報告されています。

第七節　ホルモンと類似物質

メラトニンは第三章の第二節に述べたように、体内リズムをつくるホルモンです。夜につくられ、睡眠にも関係します。不眠症や時差ぼけの解消に効果があります。

ＤＨＥＡはデハイドロエピアンドロステロンです。ステロイドホルモンの前駆物質として重要です。ひとなど霊長類のみが生成します。それ自体、ホルモン作用はありません。ＤＨＥＡはステロイドホルモンの前駆物質です。ステロイドホルモンには糖質ステロイド（コルチロイド）、鉱質ステロイド（アルドステロン）や男性および女性ホルモンなど数多くあります。医薬品として使われていますが、サプリメントとして使ってはならないものです。筋肉増強に使われたアナボリックステロイドも入ります。ドーピング検査で引っかかってしまいます。

第八節　サプリメントは効くの？

サプリメントは医薬品と食品の間にあるものと考えていいでしょう。医薬品からは除外されているので食品の中に入りますが、日本では保健機能食品として一般食品からは区別されます。さらに保健機能食品は表８・２のように特定保健用食品（特保）と栄養機能食品に分けられます。注意し

表 8.2　保健機能食品

	←　保健機能食品	→	
医薬品（医薬部外品を含む）	特定保健用食品（個別許可型）	栄養機能食品（規格基準型）	一般食品（いわゆる健康食品を含む）
	栄養成分含有表示 保健用途の表示 (栄養機能表示) 注意喚起表示	栄養成分含有表示 栄養機能表示 注意喚起表示	(栄養成分含有表示)

ないといけないのは、サプリメントとして売られるものは医薬品でないので、安全検査を公的には受けていないことです。その中で医薬品ほどではないにしても、効用の科学的根拠を示したものは特定保健食品として厚労省の認可が受けられています。現在は四〇〇種以上がこの特保になっています。

それにくらべ、アメリカでの法的定義は単純明快です。ビタミン、ミネラル、アミノ酸、ハーブなどの成分を一種類以上含有する栄養補給のための製品で、錠剤、カプセル、粉末、ソフトゲル、液状など、通常の食品以外の形状をとるものは、すべてサプリメントとよばれます。

サプリメントは医薬品と食品の中間に位置しますが、大きく、栄養素補充型、機能成分型、薬効成分型に分けられます。栄養素補充型はビタミンやミネラルを主成分としたものです。所要量をはじめ欠乏症や過剰症など栄養学的データにもとづいてつくられています。食事だけで不足しがちな栄養素を補充するのが目的です。

機能成分型はＤＨＡ（ドコサヘキサエン酸）やＥＰＡ（エイコサペンタエン酸）、緑茶のカテキン、大豆のイソフラボンなど健康によいといわれる機能成分を食品から抽出したものです。厚労省が体調調整の機能があると認めた成分が使用されている特定健康食品はこのグループに入ります．

薬効成分型はイチョウ葉エキス、セントジョンズワート、メラトニンなど普通の食品からは摂取できない成分を抽出したものです。薬に最も近く天然ハーブサプリメントはほとんどこのグループです。これらは何種類も一緒に摂ったり、薬と併用した場合、副作用がでやすくなってしまうことがあります。たとえば、うつ病によいとされるセントジョンズワートは肝臓の薬物代謝酵素 P_{450}（CYP）を誘導してジゴキシンやシクロスポリン、テオフィリンなどの分解を早め、血中濃度を低下させてしまいます。

生活習慣病は、もともと食事などの生活習慣がかたよっているひとがなりやすいし、外食の多いひと、バランスの悪いダイエットをしているひと、さらに食の細いひとはサプリメントで栄養素を補充したりする必要があります。

亜鉛など微量元素は通常の食事では十分に取れないことが多いのです。七十歳以上の老人など食が細くなるし、栄養を十分考えてある病院食でも一日一〇ミリグラムの亜鉛は摂取できません。そこでサプリメントとして摂ることが必要となってきます。

ビタミンB_{12}などは高齢者の四〇％以上が不足しているという研究結果もあります。これは摂取量が少なくなるとともに、高齢になり腸管からの吸収がしにくくなるという問題があるからです。

サプリメントは続けないと意味ないのですが数週間から一ヶ月続けてみて効果のなさそうなものは中断して、別の製品にするか、製造会社を変えるだけで効果がでてくる場合もあります。同じものでも原料や製造法で違いあることが考えられます。

数多くのサプリメントが市販されていますが、さけるべきは、高価すぎるもの、宗教がかったもの、誇大に効果をあおっているものなどです。

安全性に問題があるものも散在します。アメリカで実際に起こったことですが、L-トリプトファンの事例をみてみましょう。一九九〇年にニューメキシコで原因不明の全身の筋肉痛を主症状とする、ほとんど女性のみに奇病が発生しました。患者が一二〇〇人に増えたところで死者は一二人でした。早速、治療法を確立すべく原因を追求しはじめました。患者で共通することはL-トリプトファンを睡眠補助剤や月経前症候群のためにサプリメントとして服用していました。L-トリプトファンはアミノ酸の一種で必須のものです。アミノ酸ですからタンパク質やペプチドに取り込まれてその骨格の部品となります。それ以外に代謝されてセロトニンのような神経系に作用する物質にもなります。また、ビタミン作用のあるニコチン酸にも変換します。

サプリメントとして摂るときは単体のアミノ酸製剤として摂ります。ですからトリプトファン自体必須のアミノ酸ですから単体として摂ってもなんら問題がないはずです。それが奇病の原因と疑われたのです。トリプトファンそのものではなく、その製剤に含まれている不純物が原因と考えられました。トリプトファンなどの原材料は世界中で少数の製造元で一時に大量につくり、それを小分けにして世界中のいろいろな所に販売されます。いわゆる製剤の製造元が製品として錠剤にして売り出すものです。最終的な消費者にたどり着くまで非常に複雑な経路をとります。製剤も売る側も多種多様な製品にします。L–トリプトファンは単純な製剤でしたが、どの製造元が危ないかを突き止めるのはかなり難しく面倒なことです。

それでもガスクロマトグラフィーという微量物質も分離精密に分析できる方法で日本のS社のある微量の不純物があやしいことを突き止めました。S社ではある細菌を培養してL–トリプトファンをつくらせ、精製単離して原材料を得ます。そのとき効率化するため遺伝子組み換えをした細菌を用いています。遺伝子組み換えで余計な副産物ができた可能性があります。この微量の副産物を抽出し動物実験で人間と同じような症状をおこせれば原因物質ということになります。動物実験は成功しませんでしたが、他社の製品ではこの奇病がおきていないことからS社の製品が原因であろうという疑いははれず、販売を中止してこの奇病はおさまりました。

このことはサプリメントを考えるときにいろいろなことを示唆しています。トリプトファンは二〇種あるアミノ酸のひとつで、タンパク質の構成成分ですので、日常の食事から摂っています。ふつうはタンパク質は消化管でアミノ酸にまで分解され吸収されます。血中から各臓器や器官に運ばれます。眼の組織にも運ばれます。房水中にもでてきて角膜や水晶体に供給されます。

ひとつはサプリメントの安全性です。医薬品と違って厳密に安全検査はされていません。アミノ酸のトリプトファンのようにそれ自体は安全であっても、副産物や不純物が問題となるのでは予測がなかなか難しいものです。それと遺伝子操作というような操作で、微生物に副産物がどのようにできるのかいまのところ予測不可能です。

遺伝子操作は、有用とおもわれる遺伝子をベクターといわれる運び屋を使って、細菌やイースト、培養細胞、はたまたひとも含めた固体に入れ込み、遺伝子を発現させて有用な物質をつくらせることです。ベクターを使うので遺伝子は細胞のＤＮＡに入り込みますが、どこに入り込むかは神のみぞ知るで、特定の部位に入り込ませる技術はありません。また、遺伝子を発現させるためプロモーターやエンハンサーなどの遺伝子も一緒に普通は遺伝子の上流に、たまには下流に組み込みます。そして、有用と思われる遺伝子を入れ込んだ細胞に発現させます。でも発現が少ない場合や多すぎる場合もあります。

さらに、プロモーターやエンハンサーが有用な遺伝子だけ発現してくれればいいのですが、他の遺伝子にもはたらいてしまうことは十分あります。そこまでコントロールする技術はないのです。他の遺伝子が有害である可能性は十分すぎるほどあります。

自然界では有害なものは長い長い自然淘汰の時間をかけて、排除してきました。遺伝子操作では予期せぬ事態を排除する自然淘汰の時間がありません。

そうはいうものの遺伝子の研究は、ひとのゲノム解析をはじめ目覚ましいものがあります。塩基配列がわかったつぎは、ゲノムに埋め込まれている遺伝子機能を解読する機能ゲノム科学に研究の関心は移っています。ひとつの目標は遺伝子治療です。一気に治療まで推し進めてもうまくいっていないのが現状でしょう。その前に研究すべきことはたくさんあります。遺伝子としての役割をするひとつのＤＮＡの集団がゲノムですが、その機能を発揮するためにＤＮＡ-ＲＮＡ-タンパク質生合成-タンパク質機能発揮、さらに細胞としての機能発揮ということを研究するのが機能ゲノム科学でしょう。

これらを利用して疾患の診断や治療に応用し、そしてゲノムの情報から理論的に薬を考え創るゲノム創薬へと発展していきます。

そのための技術として、ＤＮＡチップやＤＮＡマイクロアレイに代表される、いろいろな多くの遺伝子発現を調べられる網羅的遺伝子発現解析とSNP'S解析を中心とした遺伝子多型解析（遺伝子は種によって同じですが、数や並び方、遺伝子の発現様式など個人によって違うことを調べる）の二つが柱となっています。

ある遺伝子をはたらかせなくしてしまうノックアウト動物は、遺伝子のはたらきを知る上で有力な武器となります。

遺伝子の違いにより病気がおこることがわかったのは、鎌状貧血という病気がたったひとつのＤＮＡ塩基が突然変異で変わってしまったことからおこったからです。塩基配列がひとつ変わることでアミノ酸のひとつグルタミン酸がバリンに変わります。酸素を運ぶ赤血球の中のヘモグロビンの性質も変わってしまい、丸いはずの赤血球がとんがって鎌のようになって壊れやすくなり、貧血という症状を引き起こします。貧血にはなりますがこの赤血球はマラニアに強いことからアフリカを中心に生き残ってきました。

鎌状貧血のように、ひとつのＤＮＡ塩基の違いで貧血という症状をともなう病気に直接結びつくことはきわめてまれなことで、ことはもっともっと複雑なのが現実です。生体は傷つくことを想定して複数の遺伝子を用意したり、修復酵素を含めた修復機構を用意したり、機能が替われる予備機能を用意したりしているのです。ＤＮＡが放射線や紫外線で壊されると、ＤＮＡ修復酵素がはたらいて修復する機構があります。放射線に強い細菌から能率的にはたらくＤＮＡ修復酵素がみつかっています。もちろんひとにも能率のそうよくない普通の修復酵素はあります。

このように、複雑な機構がはたらくので、遺伝子が突然変異で変わっても病気になったりならなかったり、発病時期、程度や病気の現れる臓器や組織など違ってきますので、非常に複雑になります。

遺伝子の研究成果を疾患の診断や治療に応用する方法を前にも述べましたが、そのひとつの例としてグレープフルーツと薬の代謝を述べましょう。

グレープフルーツは薬との飲み合わせを注意しないといけないといわれています。われわれは医療の現場はもちろん日常でも多くの薬を飲んでいます。この薬物は役割を終えると、当然排泄されます。そのまま排泄されるものもありますが、多くのものは別の形に変えられて、すなわち代謝されて排泄されます。中には代謝されて、効く形となり薬としての役割をするものもあります。この薬の代謝は肝臓に多いチトクローム P_{450}（CYP）という代謝酵素が重要で、薬物代謝の約九割を担っています。チトクローム P_{450} は一種類ではなく一から四のファミリーがあり、さらにそれらファミリーの下にサブファミリーがあります。ざっと数えて一五種類のサブファミリー＝アイソザイムがあります。薬はその種類によってそれぞれ代謝されるアイソザイムが決まっています。

高血圧の薬、フェロジピンというカルシウム拮抗剤を例にとってみましょう。少し複雑なのでかいつまんで述べます。グレープフルーツの一成分が腸管のチトクロームP_{450}のCYP3A4を阻害します。グレープフルーツの一成分は腸管のみにとどまりフェロジピンを分解させなくします。フェロジピンは門脈から肝臓へと吸収されます。結果的に、グレープフルーツの一成分がないときの三倍の有効フェロジピンが吸収されます。効きすぎるということになります。

これだけで話がすめばいいのですが、さらに話を複雑にすることがあります。

チトクロームP_{450} CYP3Aの酵素活性は、チトクロームP_{450}全体の三割から五割と含量の多いアイソザイムですが、その酵素活性は個人差が大きく五から二〇倍の差があります。CYP3A群の中にも多型性があり、CYP3A4というのが活性の約半分をしめるようです。このCYP3A4を強く阻害するグレープフルーツは影響が大きいということです。でも、この酵素に影響されない薬剤も数多くあり、同じ降圧剤のカルシウム拮抗剤、アムロジンはほとんど影響を受けません。

というふうにことは複雑なのですが、ＤＮＡチップなどでチトクロームP_{450}のアイソザイムパターンを知ることができれば、影響を受けやすい薬剤かそうでない薬剤かがわかるし、薬剤同士の飲み合わせの相互影響などを事前に予測できるようになります。そうすると効く薬剤をうまく選択できます。テーラーメード医療に結びつきます。グレープフルーツを食べてもいいひとと悪いひとの区別もつきます。いまはカルシウム拮抗剤にはグレープフルーツはだめとしかいえない状態なのです。

眼に関していえば、チトクロームP_{450}の酵素活性は網膜脈絡膜、毛様体、角膜上皮、内皮そして水晶体上皮に存在していて、それぞれ薬物代謝に関与しているらしいことがわかっています。これらの研究が進むことが期待されます。

サプリメントにもどりましょう。現在、市販されているサプリメントは三万点あまりということです。そのためどのサプリメントを選べばよいか難しいものです。

サプリメントは効くのとよく聞かれますが、ものによって効くとも効かないともいえます。効くと信じて摂ると効いて、どうかと思って摂ると効かないこともあります。これをプラシーボ（偽薬）効果といいます。

その中で確実に効いているものも多いのです。効くということはどういうことでしょう。病気のひとにとって効くということは比較的容易にわかります。でも健康なひとにとっても効いているといいます。健康維持や増進がはかれれば効いているといえるでしょう。抗加齢で効いているというのは、年をとるとともに落ちてくる機能が維持されているか、むしろ増強されているということでしょう。年とともに衰えていく機能が、維持されるのは無理としても、少しでも先延ばしにするように、衰える速度が遅くできれば効いているともいえます。

健康維持とはいまある状態が保てることです。普通に食事を摂っておれば維持できるように人間の身体はできています。サプリメントが効いているかわかりません。なにか症状があるときはわかりやすいかもしれません。目でいえば疲れやすいとか、かすむとかです。サプリメントでそれら症状が改善すれば健康維持、または増進というのでしょうか。

もちろん、病的変化を止めたり、少しでももとにもどせれば効いていることになります。

第九章　よけいな血管

第一節　角膜パンヌス—新生血管

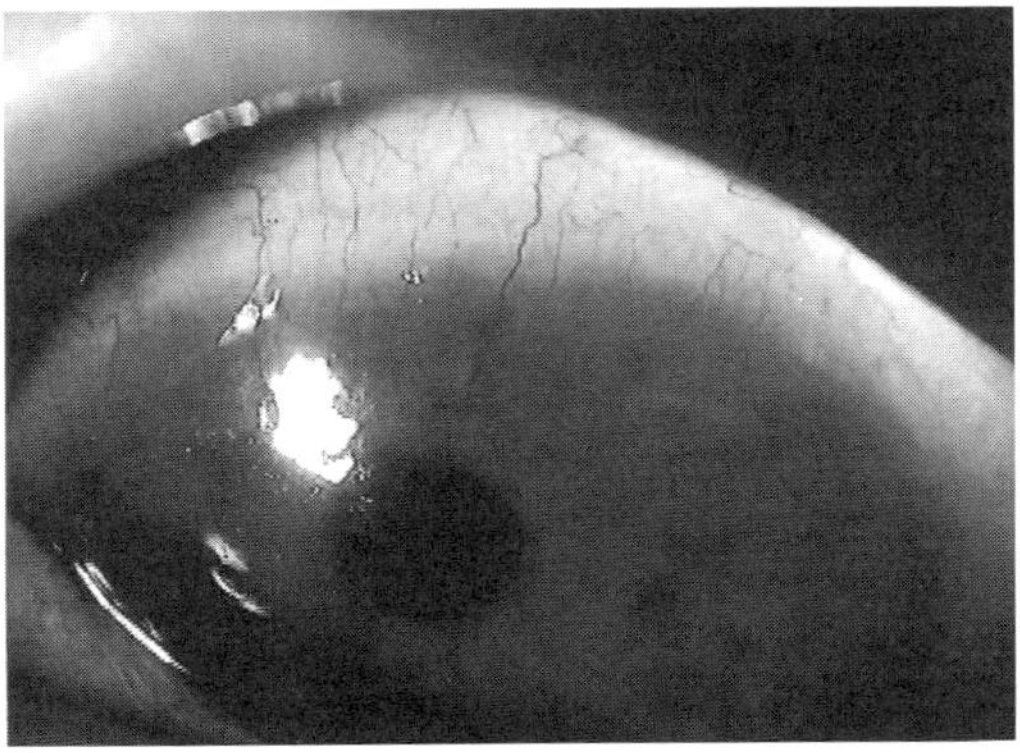

図 9.1　角膜パンヌス。コンタクトレンズをしていて角膜炎を繰り返しその角膜炎の部位に新生血管（角膜パンヌス）が伸びていった例。

病的変化のうち栄養学的な問題が含まれている現象を見てみましょう。そのひとつに栄養を供給する血管が新たにできて伸びてくるという現象があります。

角膜は本来血管がない無血管組織です。本来血管がないところに血管が伸びてくることがあります。傷がついたり、炎症をおこしたところに向かって傷や炎症を早く治そうとして、血管が伸びてくるのです。傷や炎症を治すため普通より多くの栄養素を必要とするのです。それと、炎症や傷を治すため生体はいろいろな仕組をもっています。その仕組をうまくはたらかせるためにいろいろな因子となる物質や遊走細胞が動員されます。それらも新しく伸びた血管から運ばれます。

コンタクトレンズをする人が増えていますが、

無理な使い方をしていると、角膜表面が相対的に酸素不足になります。角膜の表面の上皮細胞は表面を覆う涙から酸素を得ています。その酸素が相対的に少なくなると、それを補うために角膜の周りから新しい血管が伸びてきます。この新しい血管を角膜パンヌスといいます。

図９・１はコンタクトレンズによる角膜障害を繰り返したため、角膜パンヌスが中央近くまで伸びている例です。

第二節　新生血管

角膜以外のところでも新しい血管が伸びることがあります。網膜です。前のほう、第一章の最後で述べましたが、高濃度酸素の害による未熟児網膜症も、酸素の刺激により新生血管が病因になっています。

糖尿病のとき糖尿病性網膜症が発症してどんどん進んでくると、網膜の細い動脈が詰まり血が流れなくなることがあります。血管の上流には血の流れない無血管領域が出現してしまいます。そうなるとその無血管領域にやはり血液の成分を送ろうと新しい血管が伸びてきます。網膜内を伸びるものと網膜の上の硝子体側のほうまで伸びてしまうものがあります。この新生血管を増殖させるのに血管内皮増殖因子（ＶＥＧＦ）が関与しています。

この新生血管はバリアーが脆く、また弾力性が欠けているため、普通の血管より脆いのが特徴で、

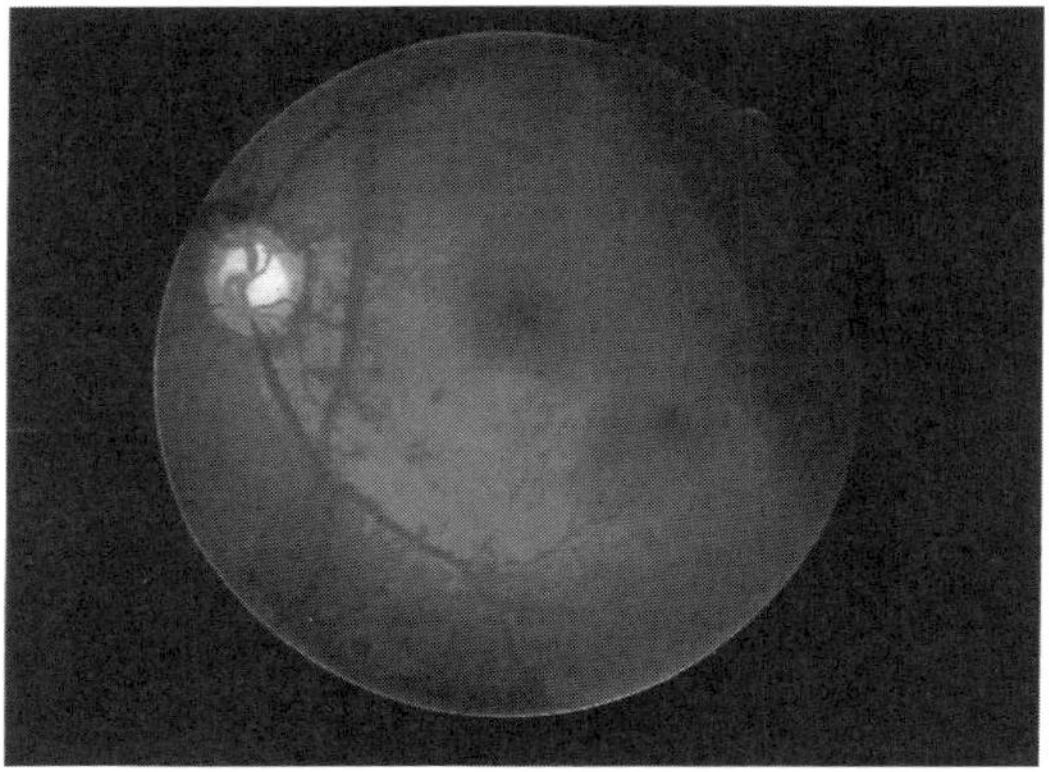

図 9.2　硝子体出血。病的な眼底血管から眼球の中、硝子体の中に出血した眼底写真。左の黒い線と右の黒い影が出血巣、全体にうすい膜のように出血しています。

かえって出血しやすい特徴があります。硝子体出血といって、眼球の真ん中に出血してしまうことがあります（図９・２）。この出血を予防するため糖尿病性網膜症ではレーザ光凝固をおこなうことがあります。新生血管に直接もしますが、黄斑部というものを見る中心を残して網膜全体に絨毯爆撃のようにおこない、全体の代謝を下げ栄養要求を低くして、新生血管ができにくくします。

でも、糖尿病性網膜症が進んで悪化するといろいろなことがおきます。硝子体出血もそのひとつです。眼の中に出血してしまうわけですから、視力はいちじるしく低下します。硝子体出血のあとは混濁が残ります。この混濁が強いと網膜が引っ張られ、網膜剥離をおこしたり、結合織の細胞が異常に増えてしまいます。この結合織の中にも新生血管が伸びていきます。これが糖尿病性網膜症の末期に近い増殖性網膜症の病態です。この時期になると新生血管が房水の排出に大事な隅角部におきてしまうことがあります。房水の産生量と排出量で眼内圧（眼圧）が決まってしまう

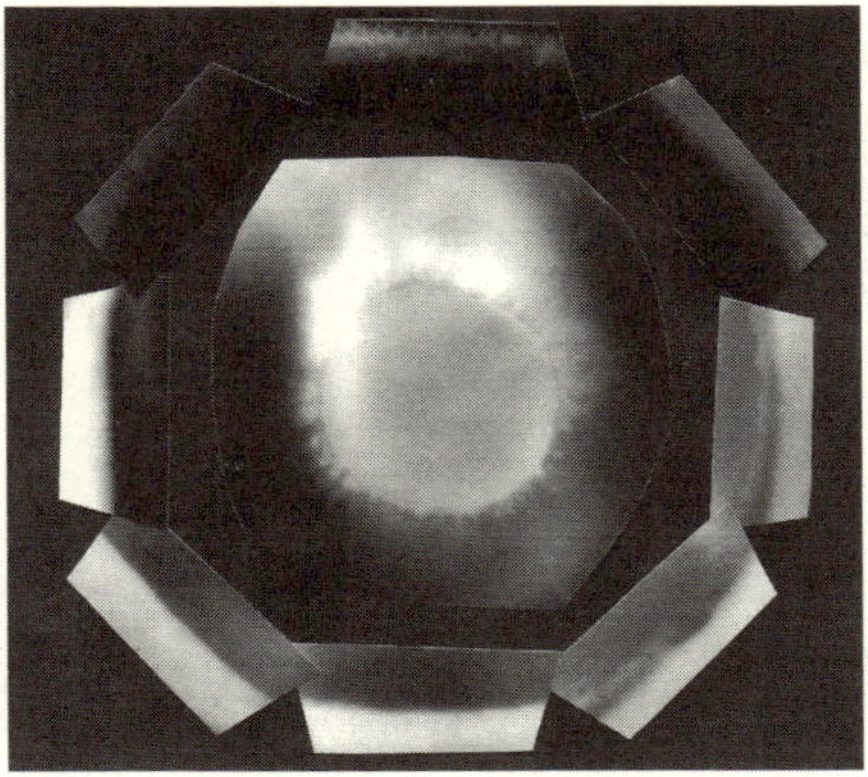

図 9.3　出血性緑内障。眼の中、硝子体にも出血し、ブドウ膜の虹彩や隅角にも新生血管ができてしまい、隅角の房水排出機能がうまくいかなくなり眼圧が上昇した例。虹彩（中心部の白い部分）や隅角（周辺の白い部分）から、正常では漏れない蛍光色素が漏れています。異常な新生血管が虹彩や隅角にできてしまったためです（浜中輝彦氏提供）。

ので、排出できなくなることは、眼圧が高くなることを意味します。それもかなり高くなります。これを新生血管性緑内障、または出血性緑内障といいます。こうなると視力の回復は望み薄になります。

図９・３は出血性緑内障という最終段階の眼の虹彩と隅角の蛍光造影写真です。異常な新生血管から、正常では漏れない蛍光色素が漏出しています。

第三節　加齢性黄斑変性

糖尿病性網膜症のときは網膜内か網膜の上に新生血管が伸びてきましたが、網膜の下に余計な新生血管がでてくることがあります。それも一番大事なものを見る中心の黄斑部の下にでてきてしまうことがあります。年をとらないとこのような血管はでてきません。この病気を加齢性黄斑変性症と名づけています。年をとると網膜の下に老廃物がたまってきます。多くなければ大丈夫なのですが、外から眼底検査でみると小さな黄色っぽい点状から斑状とさまざまにみえます。これをドルーゼといいます。またやや固くドライのものと、軟らかいウェットのものがあります。そしてドルーゼにのる網膜は酸素不足や栄養不足にもなります。

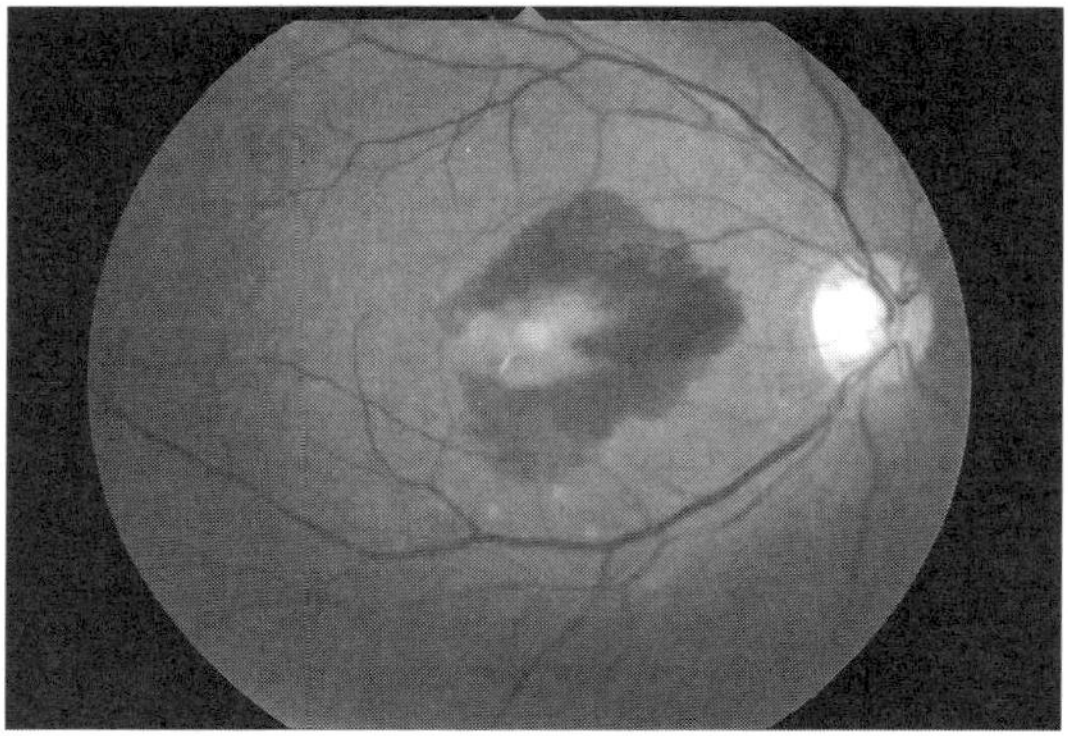

(a)

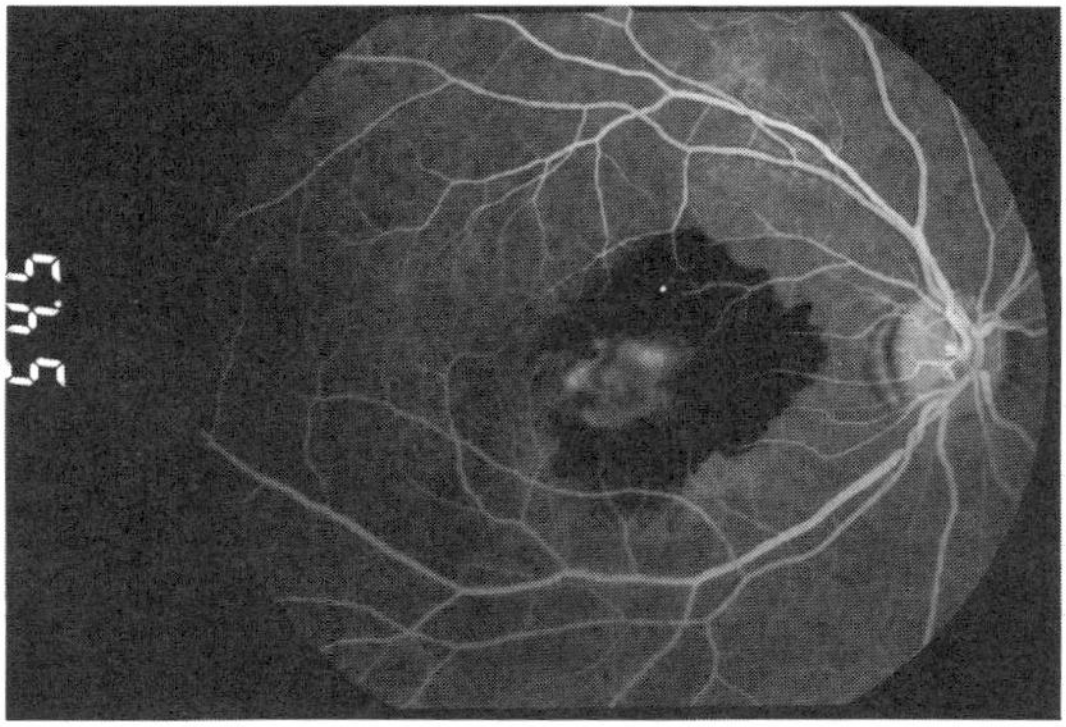

(b)

図 9.4　出血性黄斑変性の蛍光造影。加齢性黄斑変性の眼底写真。黄斑部の変性巣の脈絡膜新生血管から出血して、出血斑として認められる(a)。その同じ蛍光造影写真(b)。中心部に変性による蛍光の白い漏れと出血部の黒い濃い陰影が認められます。

やや大きくウェットなドルーゼが新生血管をおこしやすいようで、老廃物を処理しようとしてでてくるのでしょう。そして大事な黄斑部が変性をおこして傷んできます。視力が低下してしまうのです。新生血管の厄介なところは網膜の下に出血をおこしてしまうことがあります。図9・4は黄斑部に出血した例です。(b)はその蛍光造影写真です。出血部の真ん中が傷んでいるのがわかります。加齢性黄斑変性は欧米の人達に多い疾患とされてきましたが、日本でも少しずつ増えています。

加齢性黄斑変性症に対してビタミン類が有効であるという結果が示されました。EBMによる結果です。EBMは聞き慣れないとおもいますがE（エビデンス…科学的に明らかなこと）にB（ベイスド…もとづく）M（メディシン…医学）です。おおがかりな客観的な研究で裏づけられた事実にもとづいたものです。アメリカの国立眼研究所が一〇年にわたりおこなったものです。それはビタミン、ミネラルをある割合で摂取すると中程度または進行した加齢性黄斑変性症の患者の悪化を二五%止められるというものです。AREDSレポートといい一九九二年から二〇〇一年の間に三六四〇名の五十五歳から八十歳を対象におこなっています。そのときのビタミンはビタミンAの前駆物質のβ-カロチン、ビタミンC、ビタミンE、亜鉛と銅です。一〇年かけましたので、そのころはまだルテインやゼアキサンチン、セレンは有用とは考えられていなかったのでこの研究には含まれていません。いまではビ

表 9.1　アメリカの加齢性黄斑変性予防のレシピ。推奨するビタミンとミネラル

β-カロチン	25,000 IU＊
ビタミンC	500 mg＊
ビタミンE	400 IU＊
亜鉛	60～80 mg＊
銅	2 mg＊
ルテイン	10～15 mg
セレン	200～250 mcg

＊印はAREDSによる量

タミンAの前駆物質のβ-カロチン、ビタミンC、ビタミンE、亜鉛と銅とともにルテインやゼアキサンチン、セレンを同時に摂取するとよいと考えられています。それらを勘案してアメリカで推奨されているビタミンとミネラルの量が表9・1です。

実は、この表で推奨されるビタミンとミネラルの量は日本人が必要とされている量よりもかなり多いものです。人種差、平均体重差など勘案して日本で発売になっている、加齢性黄斑変性症の予防として摂るサプリメントは、この表よりも各々の量を減らしたものとなっています。さらにβ-カロチンは喫煙者が摂取すると、かえって肺がんの発生危険率を高めてしまうことが、大規模臨床試験で確かめられています。そこで、喫煙者用にβ-カロチンを抜いたものも発売されています。

ＥＢＭ（科学的事実にもとづく医学）は非常に大事です。が、そのもととなる研究的事実が大事なのです。その研究事実を得るにはおおがかりな臨床研究が必要です。ある薬剤の効果を客観的に知るにはある薬剤などの投与群とともに投与群と同じ規模の対照（コントロール）群が必要です。群を分けるために厳密な群分けが必要です。どちらの群に入るかわからない被験者（患者）に了解を得る必要があります。そのためにはおおがかりで、きちんとした客観的なデータのだせる研究施設と膨大な予算が必要です。残念ながら、我が国では研究施設もきちんとしておらず片手間にやるしかなく、まして予算も少ないのでＥＢＭに耐えうる研究成果は、わずかしか挙げられていません。予算が多いところは、製薬会社がお金を出すので、ややもすると客観性に欠けるきらいもあります。ですから、日本での多くの議論は欧米での大規模研究の結果を当てはめただけのものでしかないの

が現状でした。民族的日本人の特性（人種や生活習慣など）は考慮しにくいのです。でも、日本で

もこの客観的な事実を得るために、大規模な臨床研究の試みが増えてきていることは喜ばしいこと

です。

大規模な臨床研究で得られたEBMは客観性があるので、大いに参考になりますし、それにもと

づいて治療計画を立てることは重要なことです。でも、EBMで得られた結果はあくまでも平均値

であるということです。治療計画を立てるに当たっては、病状の時期や重症度、個人差などを十分

に考慮に入れる必要があることはいうまでもありません。

加齢性黄斑変性症の予防法はサプリメントがある程度効果があることが示されましたが、進行し

てしまった場合はどうでしょう。視力に影響してきます。最悪の場合は網膜下の脈絡膜新生血管か

ら出血をしてしまい視力が極端に落ちてしまいます。新生血管は前に述べたように、フルオレッセ

イン蛍光造影法やインドシアニングリーン蛍光造影法により確認します（図5・1、5・2、9・

4）。出血などの重体になる前に新生血管が中心窩から離れたところにあれば、レーザ光で光凝固を

おこない出血しそうな新生血管をつぶしてしまいます。

図9・5はその一例です。中心を避けて脈絡膜新生血管（造影写真で白っぽい斑状に見えるとこ

ろ）ができていたので、レーザ光凝固で治療して、現在視力一・二を保っています。

脈絡膜新生血管が中心窩の直下にある場合は、ものを見る中心のところですからレーザ光凝固を

直接おこなえません。しかし、最近開発された方法があります。光線力学療法という方法です。こ

れは脈絡膜新生血管に集積しやすい色素（ベルテフォルフィン）を静脈注射します。一五分後に、この色素を吸収しやすい六八九ナノメートルのレーザ光線を当てます。そうすることにより新生血管内に血栓ができて新生血管を閉鎖してしまいます。再発することもありますので事後の経過観察は必要です。光に敏感な色素を使いますので、光過敏症をおこすことがあるので注意が必要です。

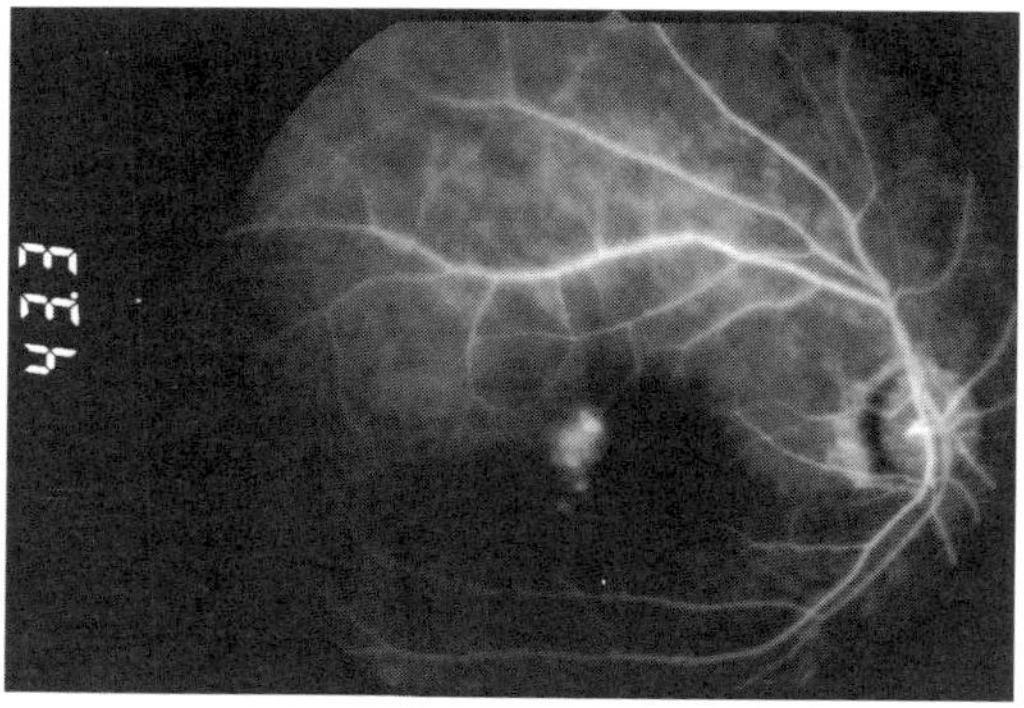

(a)

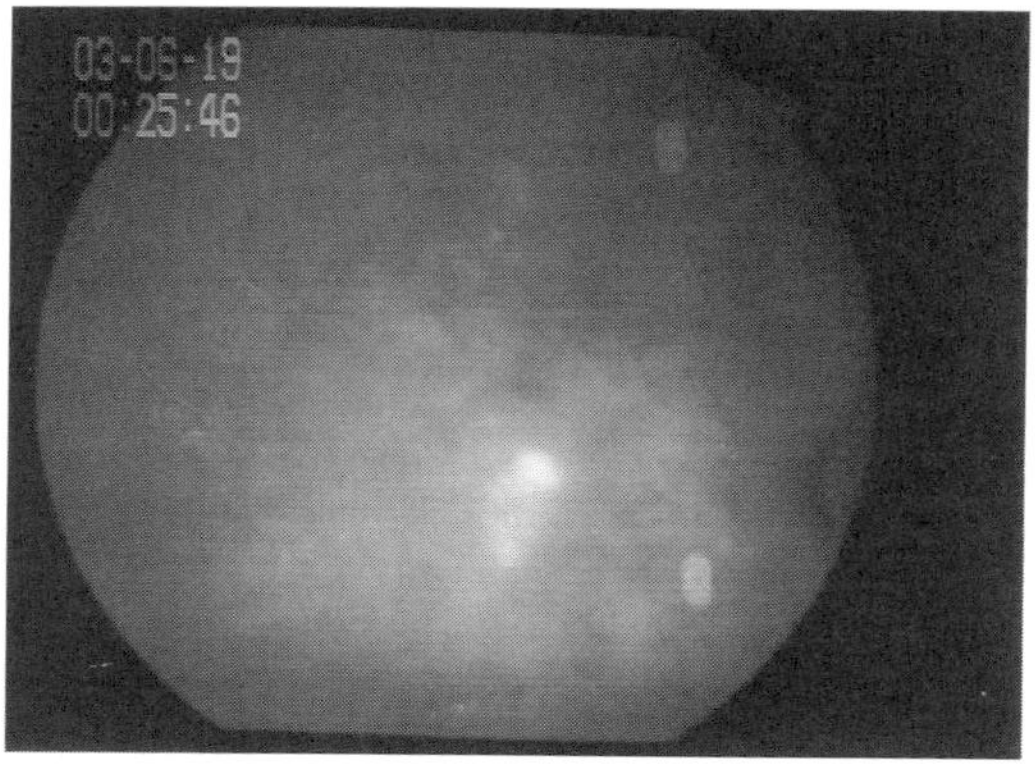

(b)

図 9.5　加齢性黄斑変性のレーザ光凝固治療例。蛍光造影写真の蛍光の漏れの部分に一致してインドシアニングリーン造影で脈絡膜新生血管が確認されました。脈絡膜の新生血管をレーザ光線で光凝固して病状が改善しました。黄斑部の中心を避けられたので視力は 1.2 を保っています。

しかし、エビデンスとしてはかなりよい結果がでています。失明にいたる病ですから、薬の静注とレーザ光照射だけでよい結果をだせるのであれば朗報です。

他の手術方法もあります。脈絡膜新生血管を取り除く方法と、網膜の中心窩を傷んだ脈絡膜から傷んでない脈絡膜と網膜色素上皮層の上に移してしまう方法です。

そのうち網膜を移動する手術について見てみましょう。網膜の栄養について考えさせられることがあります。この手術は網膜が傷んでいないことが前提となります。傷んでいるのは網膜の下の脈絡膜とその上にのる網膜色素上皮です。それも黄斑部というものを見る中心のごく一部です。そのために網膜の黄斑部への栄養が障害されて網膜黄斑部の機能が悪くなります。すなわち視力が低下してしまうのです。黄斑部の網膜がまだ傷んでいない時期に、黄斑部を正常な脈絡膜と色素上皮がある部分に移してしまうのです。そうすると正常な脈絡膜と色素上皮から再び網膜に栄養されてきます。

どういうふうに網膜黄斑部を移動させるかというと、まず網膜を最外周の鋸状縁から少し内側で全周切り離します。そして網膜全体を視神経乳頭を中心として回転させます。さらに網膜の最外周で光凝固を全周にわたっておこない、そこに固定してしまいます。そうすると黄斑部は傷んでいる脈絡部位からずれて正常な脈絡部位の上にくるのです。黄斑部が上方または下方に移動したことになります。正常な脈絡膜と色素上皮にのった黄斑部はその機能を回復してふたたび視力を回復します。網膜自体を移動させたので、両方の目で見たときにものが二重に見えてしまいます。が、斜視を手術で直す方法で、外眼筋の付着部を移動させてものが二重に見えないようにします。

老人性加齢性黄斑変性の場合、視力が低下するのは網膜が痛んでいるのではなく、その網膜を栄養的にサポートしている脈絡膜に新生血管ができてしまい傷んだためです。脈絡膜が傷んでいるところはごく限られた一部です。その部位から正常な部位の上に移動してあげると、網膜の機能は回復してくるのです。栄養のサポートが回復するからです。もちろん網膜が回復不能なまでに傷んでしまう前におこなう必要はありますが。

このことから網膜に対して脈絡膜がいかに栄養供給で重要かがわかりますし、網膜と脈絡膜側についた色素上皮が簡単に剥がれ、もとにもどすと再び機能が回復するという性質をうまく治療に応用しているのです。

第四節　糖尿病性網膜症

糖尿病という病気は目にいろいろな合併症を引き起こします。主なものに糖尿病性網膜症、糖尿病性白内障、出血性緑内障、外眼筋麻痺、糖尿病による角膜障害、感染しやすいことによるものもらい（麦粒腫）などがあります。

糖尿病を一言でいうとインシュリンというホルモンがでなくなるか、効きが悪くなる病気です。インシュリンは膵臓の中にあるランゲルハンス島という小さな島状の組織のβ細胞から分泌されます。糖代謝に関係しています。インシュリン感受性の細胞にはインシュリン受容体（レセプター）があり、このレセプターにインシュリンが結合して、ブドウ糖を細胞内に運び込む装置を動かしてブドウ糖を細胞の中に入れるのです。そしてブドウ糖を分解してエネルギーＡＴＰをつくりだすのです。

インシュリンレセプターがある細胞は筋肉細胞と脂肪細胞です。肝臓や腸管の細胞にはありません。脳など中枢神経や末梢神経にもありません。もちろん眼の組織、網膜、水晶体や角膜にもありません。インシュリンレセプターがないとその細胞達にブドウ糖が取り込まれないのじゃないかとおもわれますが、それらの細胞には促進的輸送といってナトリウムイオンと一緒に取り込まれる機構があります。ブドウ糖のトランスポーターが関与しますが、細胞外のほうがナトリウムイオンの濃度が細胞内より高いのでナトリウムイオンはどうしても細胞の中に入り込もうとします。そのときの力を利用して一緒に入り込むのです。

筋肉や脂肪細胞の体内でのボリュームは大きいので、インシュリンが少なくなったり、効きが悪くなり、少しでもブドウ糖が筋肉や脂肪細胞に取り込まれにくいと、血中のブドウ糖の値が高くなります。高血糖ということになります。インシュリンは筋肉や脂肪細胞のインシュリンレセプターにはたらき血中からブドウ糖をそれら細胞に取り込ませて、結果血糖を下げます。インシュリンは血糖を下げるはたらきだけでなく、細胞生命の維持に大切な役割もしているのでインシュリンが不足することは身体にとって重大なことなのです。

網膜細胞ではインシュリンレセプターがないのでなにも効いていないと思われがちですが、細胞死（アポトーシス）のときにはたらくカスパーゼ3のはたらきを抑える作用がインシュリンにはあるので網膜組織の保護作用があることがわかっています。インシュリンは血糖維持だけでなく生命維持のためいろいろな役割をしています。

糖尿病は高血糖とインシュリン不足により全身にいろいろな影響をおよぼします。網膜をはじめ心臓、腎臓、脳神経と広範囲に大事な臓器や組織に影響がおよびます。その病態で共通することは血管が脆くなることです。最初は細い血管が脆くなります。そして太めの血管も動脈硬化をおこしやすくなります。細い血管が脆くなると影響を最初に受けるのは網膜です。細い血管には内皮細胞という血管の内側に一層に並んでいる細胞群があります。その内皮細胞は基底膜という薄いコラーゲンでできた筒状の膜の上に張り付いて血管の内側に向かって並んでいます。糖尿病のとき最初には内皮細胞に障害はおきません。基底膜が厚くなるとともに脆くなるのです。糖尿病では網膜に最初の病変が見られます。

図9・6(a)では出血斑とともに細小血管瘤（マイクロアノイリスマ）が見られますが、蛍光造影すると、細小血管瘤がさらにはっきりとわかります。(b)の蛍光造影写真で小さい白い点として細小血管瘤が浮きでてきます。

網膜の細い動脈には基底膜に沿って基底膜にかこまれた壁細胞（ペリサイト）というのがあります。この壁細胞は動脈の弾力性を高める役割があります。糖尿病ではこの壁細胞が最初に障害されてきます。すなわち細動脈の弾力性がなくなってきます。そして基底膜自身も脆くなり弾力性がなくなります。細動脈には内圧がありますから、脆くなった細血管は一部、ゴム風船のように膨れます。小さな動脈の瘤、細小血管瘤（マイクロアノイリスマ）ができてきます。眼底検査で小さな赤い点として見えます。糖尿病性網膜症の最初の病変です。細動脈瘤は脆いところが膨れているので、そこから出血しやすく、小さな点状出血になります。最初のうちは細動脈瘤と点状出血は区別しに

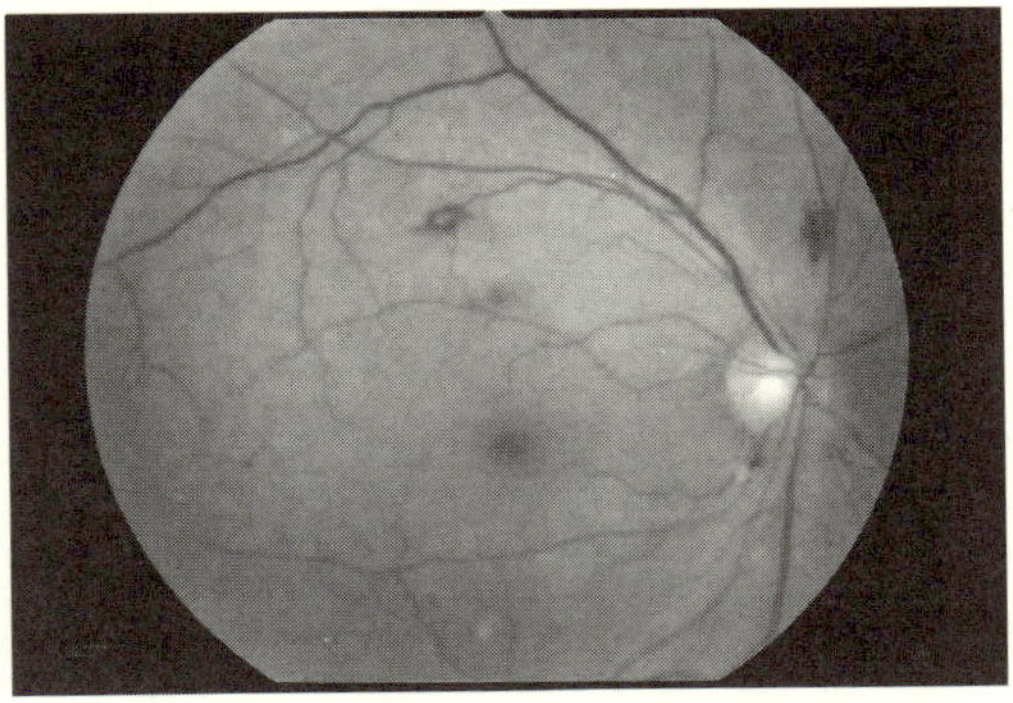

(a)

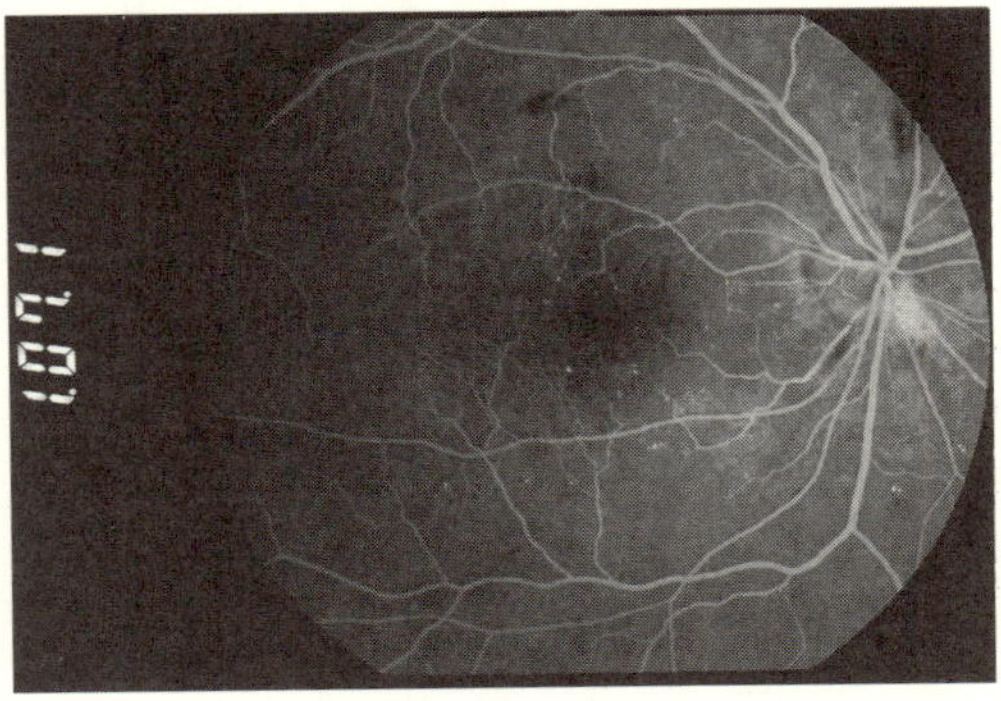

(b)

図 9.6　糖尿病性網膜症の蛍光造影。眼底写真は糖尿病性網膜症の単純糖尿病性網膜症の状態です。蛍光造影撮影写真では白い小さな点として細小血管瘤が黄斑部近くに多く認められます。

くいものです。点状出血は少し大きい斑状出血になります。

糖尿病性網膜症のもうひとつの特徴は、小さい血管が詰まってその先に血が流れなくなることです。網膜の血管が部分的に詰まって血が流れなくなると、網膜表面の神経線維がおかしくなります。どういうふうにおかしくなるかというと、神経線維が膨れてくるのです。膨れたところは白っぽくなります。膨れているので軟らかい感じに見えます。軟性白斑といいます。要するに血のめぐりの悪いところの出現です。血のめぐりの悪くなった網膜でも、代謝が活発で酸素やブドウ糖をたくさん要求します。生体反応としてそのSOSに応えるべく、新しい血管を増殖させてその要求に応えようとします。新生血管の誕生です。この血管は少々はなれたところにも血液内の栄養や酸素を到達させるべくだいぶルーズに物質を透過させます。壁細胞もなく、血管としてはもともと脆いものです。病変部位を治そうとして新しくできた血管自体が出血しやすいのです。そうして出血を繰り返して、本来の網膜組織以外の血管や結合織ができてしまいます。眼の中硝子体に出血してしまうと、全体が見えづらくなり、視力障害も高度になります。こうなった糖尿病性網膜症を増殖性糖尿病性網膜症といいます。増殖した部分は当然、見えませんから失明につながります。

このような血管が脆くなることと血の流れが悪くなることが身体全体に波及していきます。脳血管におきると脳出血や脳梗塞になります。心臓であると狭心症から、心筋梗塞になります。腎臓もおかされやすい臓器です。末梢神経でもその栄養血管の流れが悪くなると、知覚神経麻痺、つまりしびれなどになります。足の先の血管が詰まると壊疽になってしまい、切断しなければならないこともあります。眼でも外眼筋の神経の栄養血管の流れが悪くなったり、詰まったりして、全部または部分麻痺になり外眼筋麻痺となります。そうするとものが二つに見えてしまい、複視という症状になります。

糖尿病と飢餓は似ているところがあります。糖尿病は食べ過ぎや肥満が引き金になるのに食料不足のための飢餓に似ているとはどういうことでしょう。糖尿病でもインシュリンが不足または効かなくなってしまうと、インシュリンによってブドウ糖を取り込む筋肉や脂肪細胞にはブドウ糖そのものが取り込まれません。飢餓のときは血中のブドウ糖そのものが減ってしまうので、筋肉や脂肪細胞にはブドウ糖は取り込みにくくなります。筋肉や脂肪細胞は糖尿病のとき、飢餓のときと同じ状態となってしまいます。

飢餓のときは筋肉や脂肪細胞は痩せていきます。どういうふうに痩せていくのでしょう。飢餓のときは血中のブドウ糖濃度は下がります。血糖値が下がります。大事な脳などに血糖値が下がったままだと、ブドウ糖の促進的な取り込みをする脳はブドウ糖をたくさん必要としている組織です。血糖値が維持されることによって脳の機能が維持されます。

飢餓のときは脳や眼などの大事な臓器や組織を守るため血中のブドウ糖濃度をある濃度以上に維持する必要があります。外からの取り込みが極端に少なくなっていますから、体内から調達するしかありません。肝臓にグリコーゲンとして蓄えられている糖質は、食事をしないと一日でなくなってしまいます。タンパク質の多い筋肉、肝臓、腸管からはタンパク質を分解してアミノ酸ができます。そのアミノ酸が糖を分解する代謝系に逆に流れて、ブドウ糖を再生する代謝系へと流れていきます。アミノ酸からブドウ糖が再生されるのです。これを糖新生といい、新生されたブドウ糖は血中にでて血糖の維持に使われます。そして大事な、脳や眼のエネルギー代謝に使われるのです。

脂肪細胞はどうでしょう。脂肪は中性脂肪（トリグリセライド）として脂肪細胞に蓄えられています。おなかを空かすとアドレナリンがでて脂肪細胞を刺激します。中性脂肪トリグリセライドが分解して三つの脂肪酸とグリセリンになります。この脂肪酸はβ-酸化の系でブドウ糖より効率的にエネルギーをつくりだします。このとき最終的にできるアセトン体といわれる物質は有害なのですが、脳や網膜では効率よくエネルギーのもととして使えます。

糖尿病では筋肉や脂肪細胞ではブドウ糖が取り込まれず、それら細胞では飢餓のときと同じ状態がおきてしまうのです。筋肉細胞では筋肉タンパク質が分解され、アミノ酸にそして糖新生の代謝系からブドウ糖ができる糖新生までおきてしまうのです。血中の血糖値は異常に高いのにかかわらず、脂肪細胞でも中性脂肪が分解されていきます。アセトン体が産生され、重症な糖尿病患者はアセトン臭がします。尿中にはケトン体として排泄されケトン尿症といわれます。

ということで、全然逆の現象である飢餓と糖尿病では筋肉や脂肪細胞では同じような代謝変動がおきてしまうのです。見た目には双方とも痩せてきます。糖尿病も発症初期は太っているひとが多いのですが、進んでくるとみな痩せてきます。

飢餓で痩せても網膜症はおこしませんが、糖尿病の人で無治療の場合、五年から一〇年すると糖

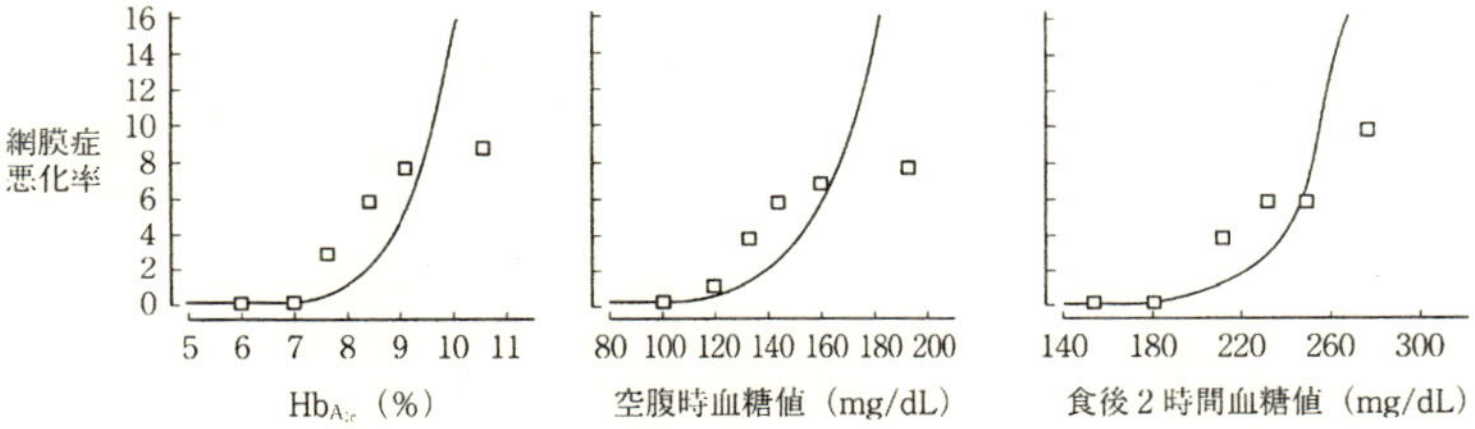

図 9.7　熊本スタディ。ヘモグロビン $Hb_{A_{1c}}$ は 7%以下、空腹時血糖値 110mg/dL 以下、食後 2 時間値 180mg/dL 以下なら糖尿病性網膜症が進行しないことを示しています。$Hb_{A_{1c}}$ は過去 2 ヶ月の血糖値の平均が表されるので、血糖のコントロールを平均してよくし、7%以下にする必要があることを示しています。

尿病性網膜症をおこしてきます。高血糖という負荷が血管に、主にコラーゲン代謝を悪くするのです。コラーゲンは血管壁の硬さと弾力性を支えています。それゆえ、血管が脆くなります。

糖尿病では動脈硬化が早まることが知られています。面白いことに、水晶体のタンパク質の重合の具合を調べてみると、糖尿病のひとは正常のひとより一〇年も年をとっていることがわかりました。動脈硬化も年より一〇年は早く進んでいるのでしょう。年をとるのが早いということです。

でも、血糖値をうまくコントロールすると糖尿病性網膜症も進まずにいくことがわかってきました。ヘモグロビン $Hb_{A_{1c}}$ という指標を使いそれを六・五%以下にしておくと糖尿病性網膜症は悪化しません。七・〇%以下だとほとんど悪化せず、数字が上がるにしたがい悪くなっていくという熊本スタディというのがあります。熊本スタディの結果を図９・７に示します。ですから $Hb_{A_{1c}}$ が少なくとも七%以下を目指しましょうということになります。六・五%以下なら申し分ないということになります。逆に、Hb_{A1c}が高くなるほど、また罹患年数が長いほど、糖尿病性網膜症の発症する危険は高くなります。一〇・〇％以上だと高率で糖尿病性網膜症になります。Hb_{A1c}とは赤血球の中にある血色素のヘモグロビンが、非酵素的にブドウ糖により糖化された割合を示します。自動的に糖がタンパク質にくっついてしまうのです。赤血球の寿命が一二〇日ですので、数ヶ月の血糖値の平均を表すことになります。

糖尿病はコントロールをきっちりすることが網膜症を悪化させないことにつながりますが、ひとつ注意しなければいけないことがあります。網膜症がかなり進んだひとで、コントロール不良か無治療の場合、急に血糖値を下げてしまうとかえって網膜症を悪くしてしまうことがあります。また硝子体出血などを起こしてしまうこともあります。いままで高血糖に慣れていた網膜などが血糖を急に下げられたためついていけなくなり、異常反応をおこすことが考えられます。

第五節　高血圧性網膜症

サイレントキラーなどといわれているのが高血圧です。高血圧の状態を調べるためよく眼底検査をおこないます。高血圧性網膜症の有無と程度を調べるためです。眼底では網膜動静脈血管がそのまま裸で観察できるのです。高血圧になると網膜血管に高血圧性変化がでてきます。この変化は動脈硬化の変化と裏腹ですから、網膜の動脈と静脈の変化を調べることで、その全身のとくに脳の血管の反映としての高血圧と動脈硬化の変化を見ているのです。

血圧は一二〇～八〇ミリ水銀柱を維持するのがよいとされています。血圧が高くなる原因はいろいろあります。加齢、ストレス、遺伝的要素、油分の多い食事、塩分の過多などです。

そのうち塩分の摂りすぎは遺伝性の高血圧ラットの塩分制限をすると高血圧にならないということから、塩分、つまりナトリウムの関与が大きいことがわかりました。ナトリウムは人間を含めた生体にとって非常に重要で、生体はナトリウムの不足に対して敏感です。ナトリウムを保持しようと腎臓のナトリウム再吸収機構など厳密な仕組ができあがっています。それに加え、ナトリウムは大汗をかくなどしなければ一日摂取量二～三グラムで健康が維持できるようになっています。塩味はうま味にも通じるので、どうしても塩分、すなわちナトリウムを過剰に一日一〇グラム以上摂ってしまうことになります。推奨される七グラム以下というのは、現代の食事ではなかなか大変です。料理屋でうま味をだすには塩かげんが大事です。フランス料理屋などでも、開店当初は塩味がきついめですが、落ち着いてくるとそこそこ薄味になります。うま味をだそうとして塩を多くしないようにしましょう。

それに反しカリウムの保持に対してはそれほど厳密ではありません。植物性、動物性と食物に比較的多く含まれており不足しにくいといえます。でもカリウムの不足は高血圧に関係してきます。

高血圧はいわゆる眼底出血、脳出血、脳梗塞、心筋梗塞などの引き金になるので、厳密な管理が必要なことはいうまでもありません。中年期から高血圧のひとは平均余命が短くなるという結果も示されています。

食物中のコレステロールは動脈硬化の元凶とされ高血圧につながるものとして制限されてきました。事実、家族性の高コレステロール血症では動脈硬化から高血圧になります。でも、コレステロールは生体に必要不可欠な脂質で、ステロイドや性ホルモンの原料となります。コレステロールが低すぎることはむしろ健康に害になります。コレステロールは年齢とともに高くなる傾向はあり、女性では閉経後、高くなります。年齢に関係なく一律に制限することは問題があります。最近ではコレステロールと高血圧の関係も疑問視されており一筋縄ではいきません。でもコレステロールの多い食事をむやみに摂ってはいけないことは確かです。

第六節　血管が詰まる

急に片目が見えなくなりました。網膜中心動脈閉塞症か網膜中心静脈閉塞症の可能性があります。眼底の網膜の動脈か静脈が詰まってしまう病気です。

網膜でも血管が詰まっておきる病気があります。脳血管で血管が詰まる病気を脳梗塞といいます。脳では動脈のほうが詰まることが多く、詰まった先の脳は血流がいかないか細くなります。そこで必要な酸素と栄養が不足してしまい種々の症状がおきます。部位により症状のない場合もあります。

網膜ではその動脈と静脈の流れ方から静脈が詰まることが多いのです。動脈が詰まるより約一〇

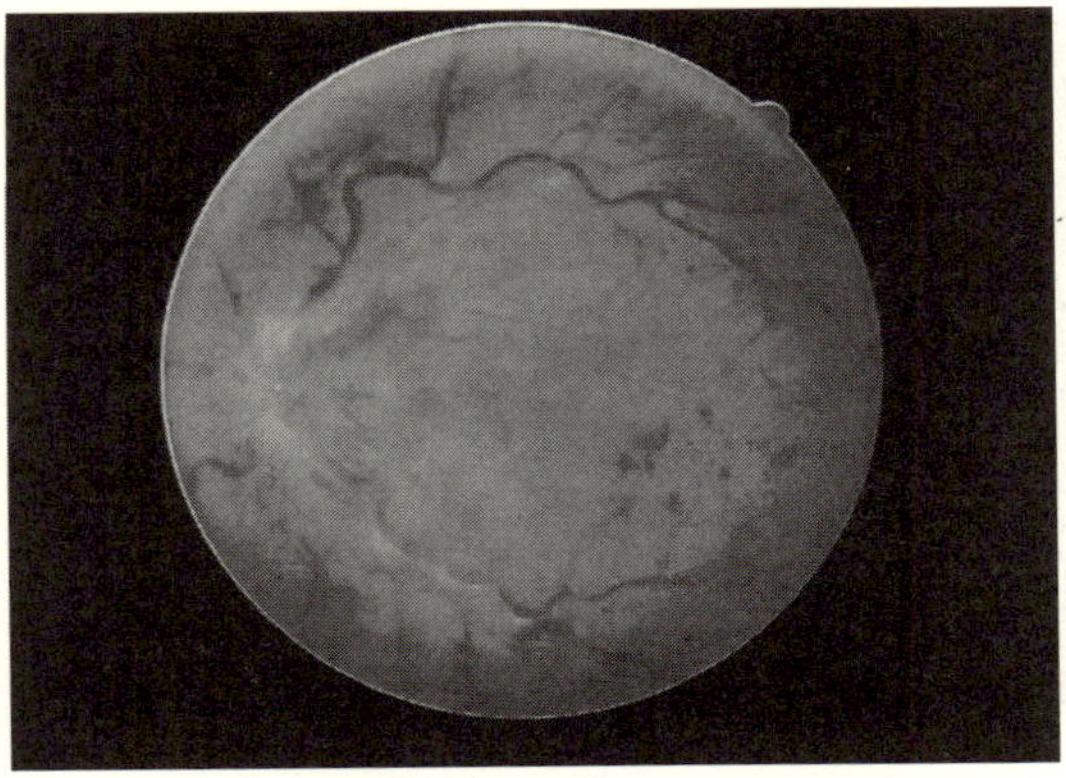

図 9.8　網膜静脈閉塞症。この眼底写真は静脈が血栓により完全には詰まっていないが、静脈の流れが非常に悪くなっている状態で、静脈の怒張、蛇行化、その周辺への出血斑、網膜の浮腫が見られています。黄斑部にあまり影響していないので、このときはそれほど視力低下は起きていません。

倍、静脈のほうが詰まりやすいのです。というのは、網膜の血管は眼底で平面的に交差しています。例外はありますが、ほとんどは静脈が下で、動脈が上に走る形で交差しています。静脈は動脈と網膜の間に挟まれるように交差しているわけです。普通はそれで問題なく静脈血は流れています。しかし、動脈硬化をおこしたり、血圧が上がったとき動脈が痙攣状態になり硬くなると静脈が圧迫されてしまいます。静脈は圧迫されたところで渦流が生じたりします。

そこで血液が固まり凝固しやすくなります。血栓ができやすくなるのです。そして詰まってしまうのです。詰まると血の流れが細くなります。しまいには完全に血流が途絶えてしまいます。そうなると静脈はいわゆる下水みたいなものですから堰き止められた上流は血液で溢れます。出血をおこすとともに腫れてきて浮腫をおこします。その部位は当然、光を感じなくなります。図９・８の眼底写真は視神経乳頭の一番狭まったところで、

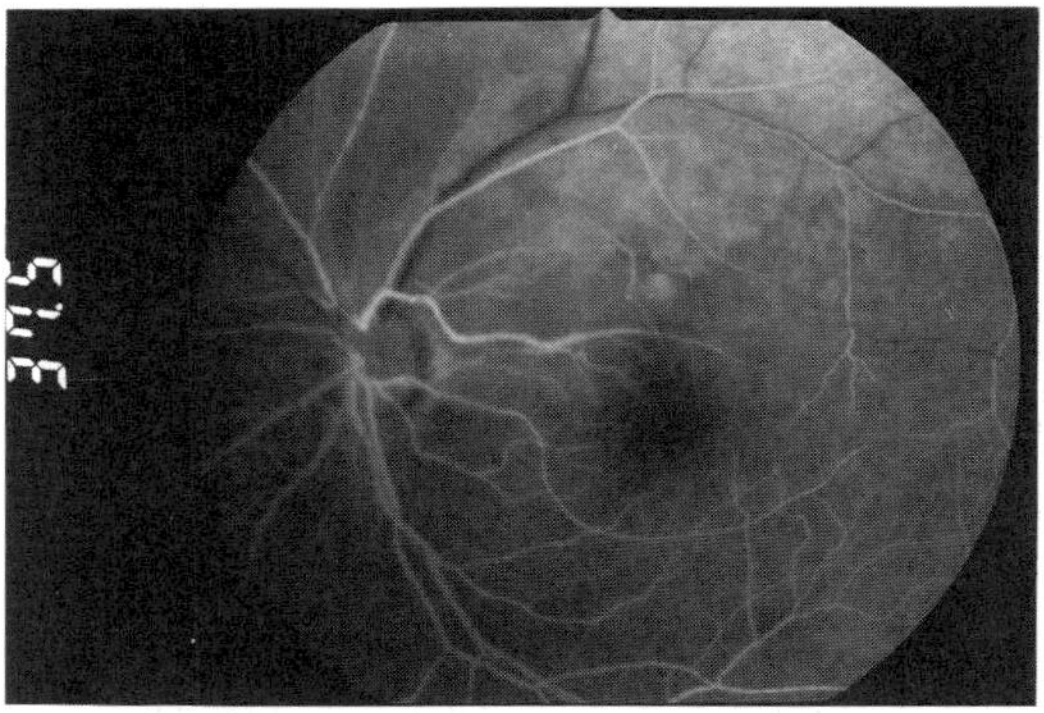

図 9.9　動脈閉塞の蛍光写真。網膜中心動脈の一部が閉塞していますが、他の静脈が写しだされているのに、閉鎖した動脈のためもどってくる上方の静脈の蛍光が写しだされていません。

静脈に血栓がおき静脈が詰まりはじめたところです。切迫型網膜中心静脈閉塞症といいます。ものを見る中心の黄斑部は浮腫を起こしていないので、視力はさほど落ちていません。

つぎに静脈血栓の一〇分の一の頻度ですが、網膜の中心動脈が詰まることがあります。眼底を見た目は静脈血栓ほどの変化は見られません。黄斑部もやられることが多いので、急激な視力低下を訴えます。つぎの例は、部分的な動脈閉塞で少しぼやけるといって来院しました。見た目の変化はあまりありませんが、蛍光眼底写真（図9・9）をとると一部の静脈へのもどりが悪く、動脈が詰まってしまい、血液が流れにくくなっていることがわかります。部分的な網膜中心動脈閉塞症です。全部の網膜中心動脈が詰まってしまうことがあります。急激な視力低下です。血栓溶解剤の点滴とともに、高圧酸素療法の適用です。

第十章　水と傷の治癒

第一節　水

身体の七〇から六〇％が水分です。眼の組織でも九九％水分である硝子体のようなものもあります。組織の中には放っておくと水分を吸収して腫れてきてしまうものもあります。角膜です。角膜は六〇％くらいの水分に保たれていますが、角膜内皮や上皮が障害されるといわゆる角膜浮腫をおこしてきます。角膜は通常では脱水状態に保たれているということです。角膜の実質から水分を内皮と上皮がくみ出しているのです。

腎臓病や薬のアレルギーのときなどまぶたが腫れてきます。まぶたに水がたまって腫れたのです。まぶたすなわち眼瞼は水がたまって浮腫がおきやすい部位です。

網膜にも水がたまってくることがあります。とくにものを見る中心である黄斑部に浮腫がおきることがあります。視力障害をともないます。

水は生命のゆりかごといわれるくらい生命を維持するために必須のものです。よく見ると細胞はすべてその内外を水で満たされています。細胞をつくる上で大事な細胞膜はリン脂質の二重膜からなりますが、そのリン脂質のグリセリン部分が水となじむので外側に向いています。外側といっても細胞の外と中の水に接しているのです。そのことで水になじみにくい脂肪酸部分を二重膜の内側に押し込めているのです。水になじまない力、疎水力といいますがその力がリン脂質の二重膜をタイトにしているのです。

細胞の外にも水は満ちています。細胞外液といいます。その細胞外液には血液から栄養物質や酸素が供給されます。血液も主成分はもちろん水分です。その水分の中に数多くの栄養物質やホルモンなどの生物活性物質を運びます。多くは水に溶けた状態で運ばれます。水に溶けないか溶けにくい物質は輸送タンパク質などに結合して運ばれます。そのひとつにビタミンAがあります。このときのビタミンAはアルコール型のレチノールですが、血漿タンパク質のプレアルブミン分画にある輸送タンパク質に結合して運ばれます。ビタミンAは網膜の視細胞で一番必要としていますが、それを受け取る細胞の網膜色素上皮やその先の細胞外のそれぞれの輸送タンパク質が用意されています。そして必要とする視細胞に供給されるのです。

細胞の中も水に満ちています。その中で酵素反応、物質輸送などがおこなわれます。

細胞膜はリン脂質の二重膜ですが、細胞内小器官といわれるものの多くは二重膜の構造をしています。ミトコンドリア膜、小胞体膜（ミクロソーム）、核膜、ゴルジ装置、ライソソーム膜など、多くはリン脂質の二重膜構造をもっています。どれも水になじむグリセリン部分が水に接し疎水性の脂肪酸は内側となります。これら二重膜が袋状になり細胞内小器官をつくりその内と外を分けています。

細胞の中と外では電解質濃度などが違っています。ナトリウム、カリウム、カルシウムイオンなどです。これらの濃度の差、こう配を利用して細胞としての活動をおこないます。ミトコンドリアでも水素イオン=プロトンの濃度こう配があります。この差を利用してエネルギーの通貨ATPがつくられます。ブドウ糖が酸素でゆっくり燃やされるTCAサイクルからのエネルギーがこうしてATPに蓄えられるのです。細胞内外のイオンの濃度こう配はこのATPのエネルギーを利用してつくられます。細胞膜にあるイオンポンプを動かすのです。このように物質の濃度こう配は能動的にエネルギーを使ってつくられます。イオンなどは水の中に溶けた状態で移動します。水は乗り物、ヴィークルというわけです。

水自体の場合はどうでしょう。エネルギーのいらない単純な拡散によって移動することが多いようです。

アクアポリンという細胞膜を貫通する水を通すチャンネルが注目されます。細胞膜に穴があいて水を通すという意味でアクアポリン(**aquaporin**:AQP)という名がつきました。タンパク質でアミノ酸が三〇〇個前後であり、ひとつの水分子を通すだけの穴が三オングストロームの大きさで開いています。細胞膜を貫通して、砂時計の形をしており、その一番狭いところが水分子の大きさです。生体の細胞に普遍的にあります。水晶体の細胞膜にもあります。このアクアポリンの遺伝子レベルでの発現を阻害したノックアウトマウスではAQP0という遺伝子を発現しないようにすると、白内障になります。なぜ白内障になるかというのはこれからの課題ですが、水の水晶体の出入りが白内障の原因に関係していることを示唆しています。

第二節　皮膚の傷

近頃の子供は転んだときに、手をつかずに顔面で受けてしまうことが多いのです。本能的に手をつくという動作ができないらしいのです。結果は顔面制動ということで顔面に軽くて擦り傷、ひどいと顔面骨骨折にまで至ります。傷は鼻も多いのですが、眼の周りが傷つくことが多いのです。いわゆる擦り傷が多いのです。擦り傷のときは皮膚の真皮までが傷つくことが多いのです、真皮の下の皮下脂肪までは達していません。そのときは傷ついた欠損部分を治すためにどういうことがおきるのでしょう。表皮には細胞活動が活発な毛根の細胞が残っており、そこから表皮細胞の遊走がおこり傷口を塞いでいきます。毛根が残っていない場合でも周りの表皮から表皮細胞が遊走して傷口を覆うようになります。傷の治癒には表皮細胞の遊走が重要です。遊走した細胞で覆えないような大きな傷は表皮の細胞が分裂して数を増やす必要があります。この表皮細胞の遊走や増殖には傷口ににじみ出る滲出液の中の遊走因子や増殖因子がはたらきます。傷口にでてくる滲出液の中にキーポイントがあるのです。傷口を乾燥させるとせっかくの遊走因子や増殖因子がはたらけません。おまけに遊走する細胞や増殖のもととなる細胞も死んでしまいます。さらに化膿を止めるために強力な消毒をおこなうと、細菌も死にますが必要な細胞も消毒薬の作用で死んでしまうことになります。創傷の治癒が遅れてしまうことになります。

どうしたらいいのでしょう。まず、創傷治癒に必要な栄養物質や因子が創傷部位まで運ばれることが必要で、血行が十分保たれることが必要です。皮膚は幸い血行に富んでいますから、極端に圧迫したりしない限り大丈夫です。むしろ傷がつくと血管を拡張させて血流を増やしてきます。そのつぎに傷口にでてきて滲出液を保つことが大切となります。乾燥させないで湿潤を保つことが大切です。そこで傷口を乾かないようになにかで覆います。ガーゼは乾燥を早めますので芳しくありません。湿潤を保ちながら覆うフィルムドレッシング材が用意されています。覆う前に必要なことがあります。まず傷口をきれいな水などで洗浄します。そのとき泥、砂、ゴミなど異物は可能な限り除去します。消毒剤は使用しないほうがいいようです。そしてフィルムドレッシング材で覆います。ない場合は一般的なラップフィルムでもかまいません。傷口に化膿をおこす細菌は残りますが数が少なければ問題ないようです。化膿は異物があるとそれをもとに起きることが多いのです。そうして自然な状態で治ると傷跡もきれいになりやすいのです。

第三節　角膜の傷

角膜の傷の場合はどうでしょう。角膜はまぶたで保護されていますが、眼を開いているときは外界の空気と接しています。皮膚と同じです。違いがあります。外気と接していますが角膜と外気の間には涙があり涙の膜をつくってたえず角膜を濡らすことにより角膜上皮を保護しています。とはいえゴミが入ったり、逆さまつげが当たったり、かゆいので眼をこすったりと絶えず傷がつきやすい状態になっています。角膜上皮は細胞が五層に重なった非常に薄い層になっています。傷つくと外側の細胞から剥がされていきます。この状態を角膜ビランといいます。この剥がされた細胞を補うためビランの周辺の細胞が遊走してきてビランを覆います。小さい傷はそれで治ります。少し大きな傷の場合、遊走してきた細胞だけでは覆いきれないときは、また周辺の細胞が分裂をはじめて数を増しはじめます。そして増やした細胞で、欠損した傷を覆って治します。そのとき皮膚のように血行がありませんから必要な栄養が補給されません。角膜上皮細胞にはそのときのために細胞内にグリコーゲンというエネルギーのもとになる物質を前々からため込んでいます。グリコキャラメルがエネルギーのもとになるというグリコーゲンです。グリコーゲンは分解されるとグルコース（ブドウ糖）となりエネルギーをつくりだします。そのエネルギーで細胞は遊走し、細胞分裂増殖できるのです。このように血管のない組織の細胞でも緊急時にそなえてグリコーゲンという形でエネルギーのもとを備蓄しているのです。身体では、栄養が不足したとき、肝臓や筋肉に蓄えられたグリコーゲンをブドウ糖に変えて栄養を補給します。角膜上皮細胞という局所でも同じようにエネルギーを蓄えています。

角膜表面は傷も受けやすいし、ある一定の割合で脱落するので、たえず新しい上皮細胞が置き換わる、ターンオーバーをしています。その上皮細胞のターンオーバーする細胞を供給する細胞群があります。基底膜のボウマン膜に接している基底膜細胞が分裂してたえず角膜上皮細胞の欠損を補っています。そして、たえず基底膜細胞は分裂を繰り返すので疲弊してきます。そこで元気のよい細胞を供給する必要があります。その供給先が角膜幹細胞です。角膜の周辺部にいるとされます。

角膜上皮細胞が増殖しやすい性質があることを利用して角膜の傷を治そうという試みがなされています。角膜の上皮細胞が全体に傷んでいるような重症な疾患のときに、角膜上皮層を全体に置き換えてしまおうというものです。置き換えようという角膜上皮層は角膜幹細胞の替わりに、口唇粘膜細胞の幹細胞を培養してつくります。適した栄養条件を整えると角膜上皮細胞に分化するのです。角膜より大きい培養皿に患者自身の口唇粘膜細胞を入れ、三七度Cで培養します。全体に角膜上皮細胞が増殖し、層をつくったときに温度対応の特殊培養皿であるので、二〇度Cに温度を下げると剥がれるようにしておきます。患者の病的な角膜上皮は、角膜実質を残し全部剥がしてしまい、培養した角膜上皮層を移植します。その上皮層がうまく層着し透明性が回復して、視力もそこそこ回復するのです。自己の口唇粘膜を培養するので、拒絶反応はおこしません。いま、注目される再生医療です。

第十一章　光は眼に栄養

光は眼にとって大いなる栄養のもとです。光の刺激によっていろいろな生理、代謝の活動が引き金になったり、持続したり、また中止したりします。画像の光刺激は、視細胞の外節で光のエネルギーを化学変換し、さらに生物学的な神経細胞の興奮、抑制へと変換されます。

具体的には、昼夜の光の強弱によって生体のリズムがつくられることです。それにより体内に時計ともいうべき一日のリズムがつくられます。日の出とともに眼の中の網膜が光を感受します。その光信号が大脳の視交叉上核に伝えられます。視交叉上核ではリズムがきざまれています。その信号が大脳のちょうど真ん中にある小さな松果体に伝えられます。松果体ではメラトニンがつくられます。日内リズムをきざむように増減します。日が昇るとメラトニン産生と放出が減少します。日が沈むと逆にメラトニンの産生は増加します。放出されたメラトニンは血液を介して全身の臓器、組織に運ばれ、それらの細胞に作用します。実際は日の出入と関係なく、視交叉上核で日内リズムはきざまれています。

松果体は人間では大脳の奥深い中心近くにあります。鳥類では真ん中ですが、頭蓋骨の近くにあります。薄い頭蓋骨を通して光が透過して、松果体に達します。網膜を介しないでも光の影響を受ける構造です。ある程度、光の影響を実際受けています。

もっと原始的な動物には、第三の眼といわれる松果体のもとの姿の組織をもっているものがいます。そのひとつにムカシトカゲがあります。頭のてっぺんの頭蓋骨の直下に網膜に似た組織があります。そこで光の日内変動を直接感受して、メラトニンを使って身体全体の日内リズムをリードしています。

もうひとつ光が眼にとって栄養のもととなっている例をお話ししましょう。赤ちゃんが生まれたとき人間の眼は光を感じています。しかし、明暗だけを感じられるだけで、ものの形や大きさ、動きなどはわかりません。それらが認識できるようになるには、生まれた後でいろいろなものを見て学習していくことが必要なのです。まさに光を栄養として視覚は形成されていきます。

具体的な例として、生まれてすぐに外界を縦の線だけの世界にしてネコを飼育すると、縦の線のみわかるネコになります。横の線には反応しない、すなわち横の線は見えないネコに育ってしまうのです。これは網膜の細胞が自分の反応する方向を専門化していることによります。ある細胞は縦のみに専科して横の方向の線には反応しないのです。縦の線の世界ですから縦の刺激はきます。逆に、横の線に反応する細胞は刺激がこないので発達できず萎縮してしまいます。そして横の線が見えないネコになってしまうのです。

光を感じる網膜の細胞はこのような方向優位に反応するもの、動きの方向や早さに優位に反応するもの、もののエッジを感じる細胞など専業に特化しています。その専業に特化する細胞が機能を発揮できるようになるには生まれてからの外界からの光刺激が必要なのです。光という栄養が必要なのです。

そのとき、普通の光景である光刺激がくることが重要なのです。その光刺激により遺伝子にプログラムされた情報をもとに網膜から大脳、小脳、中脳と脳幹の神経回路が活性化され、正しい視覚が形成されるのです。視覚の神経回路は臨界期といわれる四～五歳までに、視覚の一番発達した両眼視機能が完成します。三つ子の魂、百までもといわれますが。そのころ遺伝子に記憶されたプログラムが完成する時期だからです。そのときに、普通ではあるけれども日常の光景を眼の中に入れることが、神経回路の発達をうながします。四～五歳以前に両眼から通常の光刺激が入ることも必要です。この時期、たとえば眼帯をして片方の光視激を絶ってしまうと、一日でもおきてしまうことがありますが、一週間も塞いでしまうと完全に見えなくなる弱視となってしまいます。視刺激遮断性弱視といいます。

この臨界期で神経回路ができあがると、神経細胞の数は増えませんが、いろいろな視刺激により神経線維も枝分かれしてシナプス結合を増やします。学習によって神経回路を複雑化していくのです。これを神経回路の可塑性といいます。生得的な神経回路の形成と、その後の神経回路の複雑化は、人間の教育に関して多くの示唆を与えてくれます。

視覚にとって、学習や教育には、いわゆる正常な光刺激が必須です。光は物理的な刺激で、網膜で変換され化学的な変化となり、さらに細胞の興奮という生物的な変化となります。光はそういう意味で直接的な栄養素ではないわけです。

光刺激が大脳のエネルギー代謝にどのように影響を与えているかのよい研究があります。ポジトロンCT（PET）による解析です。PETによる脳活動の視覚化の研究の最初の論文です。グルコース（ブドウ糖）に ^{18}F で標識をしておき脳組織に取り込ませます。ブドウ糖でも水素Hがフッ

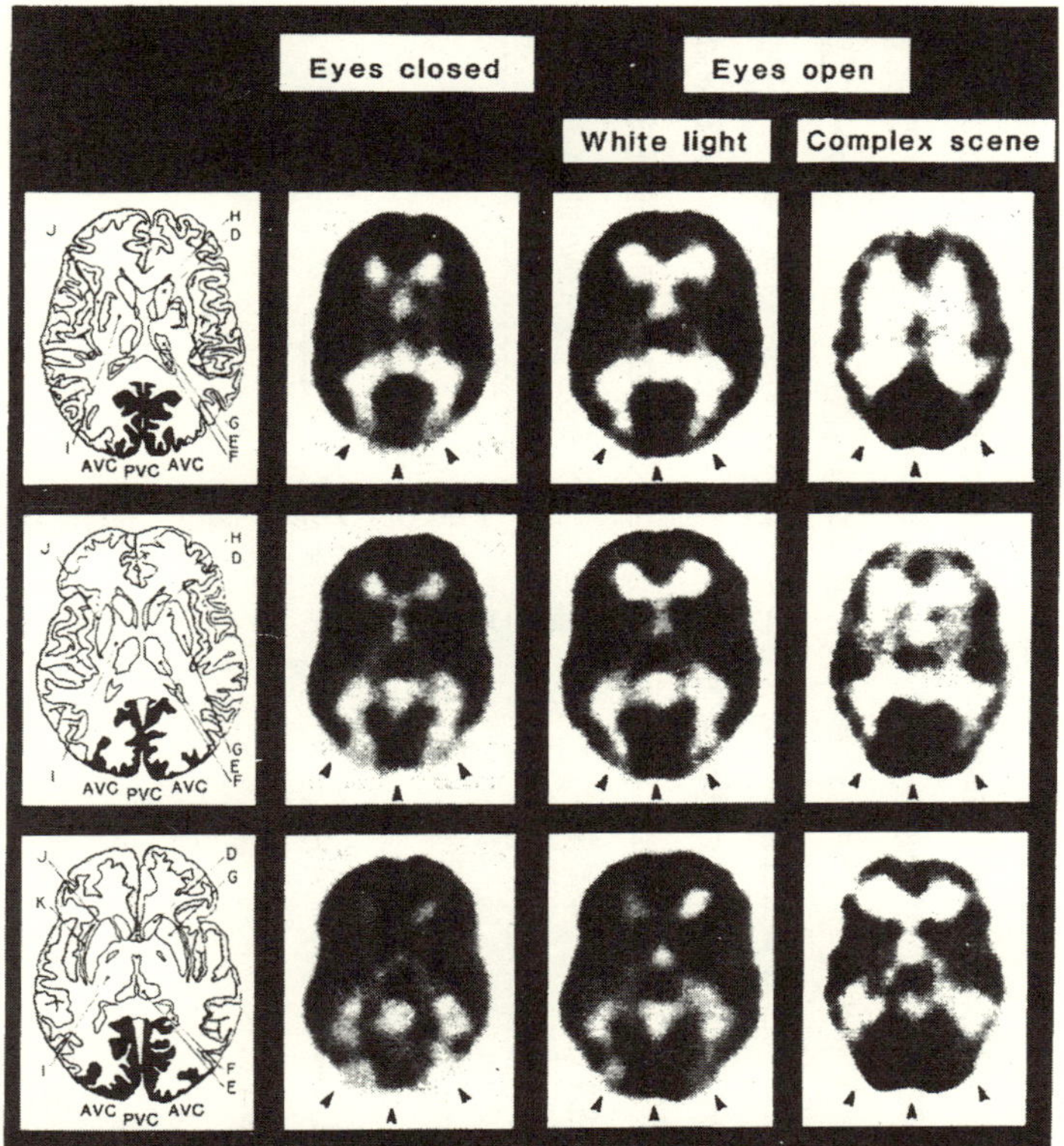

図11.1　PET（ポジトロン・エミッション・トモグラフィー）。陽電子を放射するフッ素を付加させたブドウ糖を脳内に1時間かけて取り込ませることでブドウ糖代謝の活発な部位をCTで映し出す、PETの像です。視覚の中枢である後頭葉を映し出しています。目を閉じているとき(B)、白い背景を見ているとき(C)、さらに複雑な風景を見ているとき(D)のPET像を示しています（M. E. Phelps, D. E. Kuhl, J. C. Mazziotta, Science, vol. 211, p.1446 (1981))。

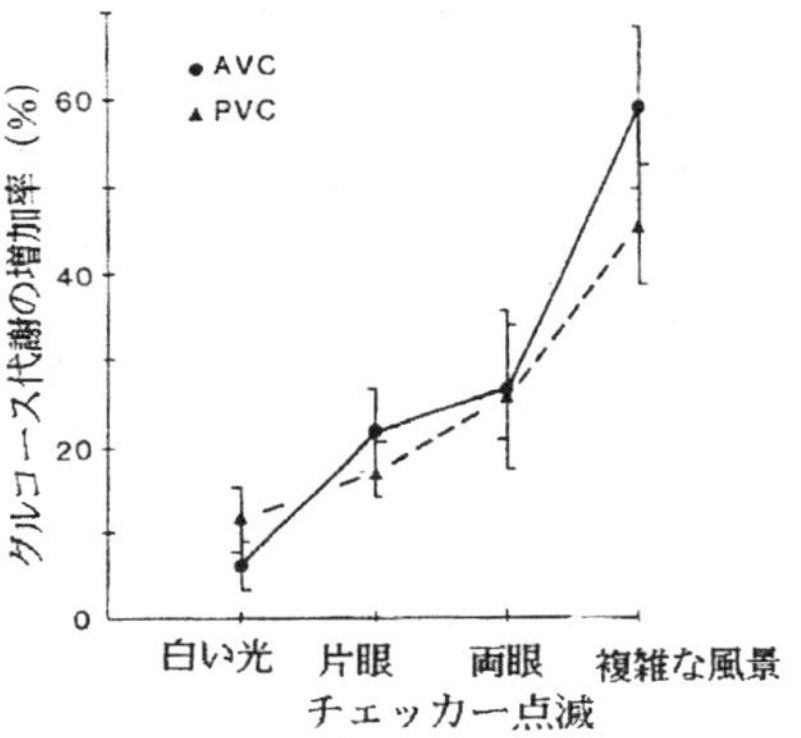

図 11.2 後頭葉へのブドウ糖の取り込み率。図 11.1 のブドウ糖の取り込み率をグラフ化したものです（文献は図 11.1 に同じ）。

素Fに替わったデオキシ型ですので、ブドウ糖と同じように代謝の活発なところでは多く取り込まれます。^{18}F は崩壊すると陽電子（ポジトロン）をだします。それがγ線へと変換され、コンピュータ化断層造影法(CT)で画面化されます。図11・1に示されています。

被験者に眼をつぶらせたのと、白い背景のみを見させたのと、一秒に二回点滅させたチェッカーを見させたのと、複雑な風景を見させた状況でブドウ糖の代謝率を測定しました。図11・1では後頭葉を含む三層の断層図を示しています。脳の後のほう、後頭葉に視覚野があります。後頭葉を見ますと、眼をつぶっていてもある程度活動しています。白い光では、ちょっと活動が強まります。複雑な風景を見たときはかなりのブドウ糖代謝率が増加します。それを定量的に表したのが図11・2です。同じ光刺激でも単純な白い光と、光の点滅するチェッカーを片眼と両眼で見るにしたがい、さらに複雑な風景を見ているときと、だんだんとブドウ糖代謝が増えていきます。単純な白い光だけのときと、複雑な風景では光の情報量に格段の差があります。光情報を処理している大脳の視中枢の後頭葉でのエネルギー代謝はそれだけ活発になっています。

それと同時に脳の前方や中心部分のエネルギー消費がかなり抑えられています。ものを見る中心の視覚野はエネルギーを消費して活発に活動していますが、その前の部分はむしろ抑制がかかり、エネルギー消費は抑えられています。光刺激に対応して後頭葉に活動を集中しているときは、周りの機能はむしろ抑えられているのです。神経を集中するとよくいいますが、大脳の中でもエネルギー代謝が集中して、関連した大事な部分をよりはたらくようにしているのです。

あとがき

二〇〇五年のノーベル物理学賞は量子光学を確立し、そして応用した三氏に贈られました。この一〇年の物理学賞は一〇賞のうち三賞が光に関するものでした。生体を含め情報処理に関する光の関与が顕著なためでしょう。光を情報処理する眼はその意味でも際立った感覚器官であるといえます。眼は感覚器として特殊化されその機能を十二分に発揮できるように、構造も特殊化されています。その機能と代謝をサポートするための、細部にわたるきめ細かな栄養補給体制が構築されています。光を感じる網膜などは酸素消費量も多く、さらに光の影響で過酸化物が非常に生じやすく、過酸化物を処理する機構も充実しています。

そのきめ細かな栄養補給体制が具合が悪くなると、眼に特有な病気の発生にも結びつきます。また、全身の共通した栄養補給体制も利用していますので、こちらの具合が悪くなると眼にも病変が生じることになります。加齢という要素も具合を悪くする要因になります。

眼に効くということで書いてきましたが、栄養学的な知識を利用して、少しでも病気にならないように予防することが肝心です。病気になったらなるべく早く見つけて、なるべく早く直すということに心がけるというのが結論となるでしょう。

ビタミンAの視覚での役割についての研究でノーベル賞を受けたアメリカ人ウォルトはベトナム反戦デモで逮捕されましたが、その研究を支えたひとは吉澤透氏です。電気通信大学教授をされていたときに訪ねましたが、鳥の視覚が一番発達しており、もしかすると四次元の視覚情報処理をしている可能性があることなどを解説してくれました。

ある面では、鳥の目は人間よりはるかに発達しているでしょう。鳥の目のもうひとつの特徴はトリ目にはなりますが、老眼にならないことでしょう。

というふうに鳥の目ひとつとっても面白いことはたくさんあります。長くなりそうなので、酉年の最後の月に書いている「あとがき」を締めくくりたいとおもいます。

ヤ　行

ラ　行

ハ　行

マ　行

タ　行

ナ　行

サ　行

事項索引

ア　行

カ　行

水野有武

1969 年東京慈恵会医科大学卒業。1970 年同大学助手（1975 年米国 NIH 研究員（1 年半））、1982 年同大学講師、1988 年同大学助教授、1995 年茨城大学教育学部教授、1998 年洗足池眼科クリニック院長、現在に至る。医学博士

眼に効く栄養学—眼のはたらきと病気を知る—

2006 年 3 月 14 日　初　版

著　者……………………水　野　有　武
発行者……………………米　田　忠　史
発行所……………………米　田　出　版
〒272-0103 千葉県市川市本行徳 31-5
電話 047-356-8594
発売所……………………産業図書株式会社
〒102-0072 東京都千代田区飯田橋 2-11-3
電話 03-3261-7821

中央印刷・山崎製本所

ISBN4-946553-24-X　C0047